中医经典白话图解

刘从明 编著

脉经

白话图解

金盾出版社
JINDUN PUBLISHING HOUSE

图书在版编目（CIP）数据

脉经白话图解 / 刘从明编著 . —— 北京：金盾出版社，2024.2
（中医经典白话图解）
ISBN 978-7-5186-1646-6

Ⅰ . ①脉… Ⅱ . ①刘… Ⅲ . ①《脉经》- 图解 Ⅳ . ① R241.11-64

中国国家版本馆 CIP 数据核字 (2024) 第 030459 号

脉经白话图解
MAI JING BAI HUA TU JIE

刘从明　编著

出版发行：金盾出版社	开	本：710mm×1000mm　1/16
地　　址：北京市丰台区晓月中路 29 号	印	张：15
邮政编码：100165	字	数：150 千字
电　　话：（010）68276683	版	次：2024 年 2 月第 1 版
（010）68214039	印	次：2024 年 2 月第 1 次印刷
印刷装订：河北文盛印刷有限公司	印	数：1 ~ 5 000 册
经　　销：新华书店	定	价：66.00 元

前 言

《脉经》为西晋著名医学家王叔和（210—280年，名熙，山西高平人）编著，是我国现存最早的一部中医脉诊学专著。《脉经》共10卷，97篇（今本多出1篇），首次对中医脉学理论进行系统、全面的论述。该书"叙阴阳表里，辨三部九候，分人迎、气口、神门，条十二经、二十四气，奇经八脉。以举五脏、六腑、三焦、四时之病。若网在纲，有条而不紊"。所论述的寸、关、尺三部定位脉诊以及总结的24种脉象，为中医脉学的建立和发展奠定了坚实的基础，为后世医家的继承和发扬起到了良好的推动作用。

《脉经》是学习中医脉诊的一本好书，备受历代医家推崇，至今仍有不可替代的理论意义和临床应用价值。但因原著是用古文、韵文所写，对于现代读者，尤其是初学中医的人来说，理解较有难度。为此，本书取其精华，节选目前临床常见的病症，以及重要的脉诊理论进行译释，望能帮助读者用最有效的方式，轻松地学习《脉经》的精华内容。

本书体例分为"名家带你读""原文""白话译文""注释＋解读"四部分内容。"名家带你读"部分提炼出每卷的中心内容，便于读者对主要内容做大致的了解。"原文"部分以叶氏广勤堂影元刻本（1956年人民卫生出版社影印）为底本，以佚名氏影宋刻本、钱本（守山阁钱熙祚校本）及周学海本为主校本，并参考其他相关文献勘校注释编写而成。"白话译文"部分将原文翻译成现代读者容易理解的白话，力求文字简洁精练，内容清晰严谨。"注释＋解读"部分对难理解的字及有深刻内涵的经文进行字义、读音解读，力求详尽准确。为了使读者更好地理解这部医学经典，本书还结合生命科学、养生理论和中国传统文化，对其中的医学思想采用图解和表格的形式进行了全面而系统的诠释。

鉴于作者水平有限，书中可能存在疏漏、谬误、欠妥之处，恳请读者不吝提出宝贵意见，以便再版时修正。

刘从明

目 录

脉经卷 第一

脉经卷 第二

脉经卷 第六

脉经卷 第七

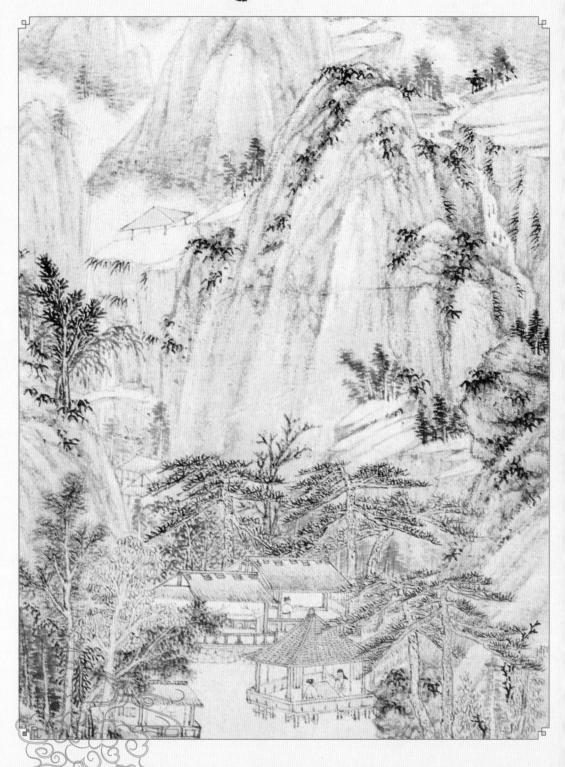

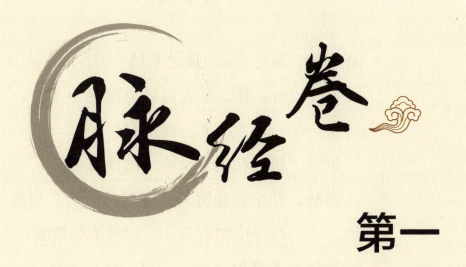

脉经卷 第一

名家 带你读

　　本卷论述了24种脉象，指出切脉时间以清晨为宜，说明寸、关、尺部位及其所主；论述了寸口脉在诊断上的道理、人体形态与其脉形状的关系；说明如何根据脉的深浅部位区别五脏之脉。

一、脉形状指下秘决
（二十四种）

🌀 浮脉，举之有余，按之不足。（浮于手下。）

芤（kōu）脉，浮大而软，按之中央空，两边实。（一曰手下无，两傍有。）

洪脉，极大在指下。（一曰浮而大。）

滑脉，往来前却流利，展转替替然，与数相似。（一曰浮中如有力。一曰漉漉如欲脱。）

数脉，去来促急。（一曰一息六七至。一曰数者进之名。）

促脉，来去数，时一止复来。

芤：葱的别名。

漉漉：不断渗出的水珠。

息：一呼一吸称一息。

🖊 读书笔记

【白话译文】

浮脉，轻按皮肤即可明显触及，重按就显得没力。

芤脉，脉象浮大而柔软，稍加重按便觉得中央空虚而两边充实。

洪脉，在指下的感觉是极其洪大。

滑脉，往来都是极其流利、圆滑的，很像数脉。

数脉，来去急促。

促脉，来去都很快，时有停止，随即又恢复跳动。

正常的脉象是一息四至或五至

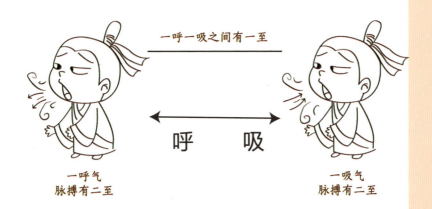

一呼一吸之间有一至

呼　吸

一呼气
脉搏有二至

一吸气
脉搏有二至

弦脉，举之无有，按之如弓弦状。（一曰如张弓弦、按之不移。又曰浮紧为弦。）

紧脉，数如切绳状。（一曰如转索之无常。）

> 数：迫。此指脉紧迫的样子。

沉脉，举之不足，按之有余。（一曰重按之乃得。）

伏脉，极重指按之，着骨乃得。（一曰手下裁动。一曰按之不足，举之无有。一曰关上沉不出，名曰伏。）

革脉，有似沉伏，实大而长，微弦。（《千金翼》以革为牢。）

实脉，大而长，微强，按之隐指幅幅（bì bì）然。（一曰沉浮皆得。）

> 幅幅：郁结、堵塞之意。这里作坚实解。

【白话译文】

弦脉，轻按感觉脉搏不明显，重按感觉脉搏弦急好似弓弦的样子。

紧脉，脉搏紧迫好像按在拉紧的绳索上一样。

沉脉，轻按感觉脉搏动不足，重按感觉脉搏动有余。

伏脉，必须重按至筋骨之间才能触及。

革脉，很像沉、伏脉，脉形实大而长，稍微带有弦象。

实脉，脉体大而长，稍微强劲，指下感觉坚实有力。

手指以浮、中、沉 3 个等级的压力取脉

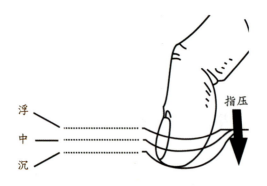

浮
中
沉

指压

微脉，极细而软或欲绝，若有若无。（一曰小也。一曰手下快。一曰浮而薄。一曰按之如欲尽。）

涩脉，细而迟，往来难且散，或一止复来。（一曰浮而短。一曰短而止。或曰散也。）

细脉，小大于微，常有，但细耳。

　　软脉，极软而浮细。（一曰按之无有，举之有余。一曰细小而软。软，一作濡，曰濡者，如帛衣在水中，轻手相得。）

　　弱脉，极软而沉细，按之欲绝指下。（一曰按之乃得，举之无有。）

　　虚脉，迟大而软，按之不足，<u>隐指豁豁然空。</u>

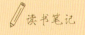

隐指豁豁然空：虚脉隐隐搏动于指下，按之忽然空虚。

【白话译文】

　　微脉，脉体既极细而又极软，稍用力按，隐隐约约、似有似无，仿佛要断绝似的。

　　涩脉，脉形细、小、迟，来去不流利而散漫，间或有一歇止，止后又来。

　　细脉，脉形比微脉稍大一点儿，脉搏始终可以摸到，只是脉形细小而已。

　　软脉，脉搏极其柔软而浮细。

　　弱脉，脉象极其软弱而沉细，重按时感觉指下的脉搏好像要断绝似的。

　　虚脉，脉来迟缓而大，软弱无力，稍加重按便全然无力，隐隐搏动于指下，按之忽然空虚。

　　散脉，大而散。散者，气实血虚，有表无里。

读书笔记

缓脉，去来亦迟，小驶于迟。（一曰浮大而软，阴浮与阳同等。）

迟脉，呼吸三至，去来极迟。（一曰举之不足，按之尽牢。一曰按之尽牢，举之无有。）

结脉，往来缓，时一止复来。（按之来缓，时一止者，名结阳。初来动止，更来小数，不能自还，举之则动，名结阴。）

代脉，来数中止，不能自还，因而复动。脉结者生，代者死。

动脉，见于关上，无头尾，大如豆，厥厥然动摇。（《伤寒论》云：阴阳相搏名曰动。阳动则汗出，阴动则发热，形冷恶寒。数脉见于关上，上下无头尾，如豆大，厥厥动摇者，名曰动。）

浮与芤相类（与洪相类）。弦与紧相类，滑与数相类，革与实相类（《千金翼》云：牢与实相类），沉与伏相类，微与涩相类，软与弱相类，缓与迟相类（软与迟相类）。

厥厥然：瑞短的样子。

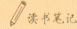
读书笔记

【白话译文】

散脉，即浮大散乱无根之脉。这是气实血虚，气实就浮于表，血虚就不足于里，所以叫做有表无里。

缓脉，脉来去的速度均较为迟缓，不过比迟脉稍快一点儿。

迟脉，在一呼一吸之间脉搏有三至，所以脉搏起落过程是极其缓慢的。

结脉，脉来迟缓，时而有一次歇止，歇止后又再搏动。

代脉，搏动到一定的至数，必然要歇止一次，不能自行恢复，下一次搏动复又出现。出现结脉的预后尚好，代脉的预后差，可致死亡。

动脉，脉搏只见于关部上下，脉位短小，无头无尾，像豆粒般大小，动摇不定。

浮脉与芤脉相类似，弦脉与紧脉相类似，滑脉与数脉相类似，革脉与实脉相类似，沉脉与伏脉相类似，微脉与涩脉相类似，软脉与弱脉相类似，缓脉与迟脉相类似。

各类脉鉴别

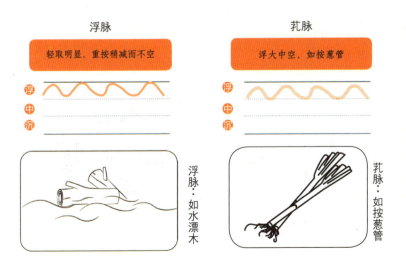

读书笔记

浮脉

轻取明显，重按稍减而不空

浮
中
沉

浮脉：如水漂木

芤脉

浮大中空，如按葱管

浮
中
沉

芤脉：如按葱管

洪脉

极大，脉形如波涛汹涌，来盛去衰

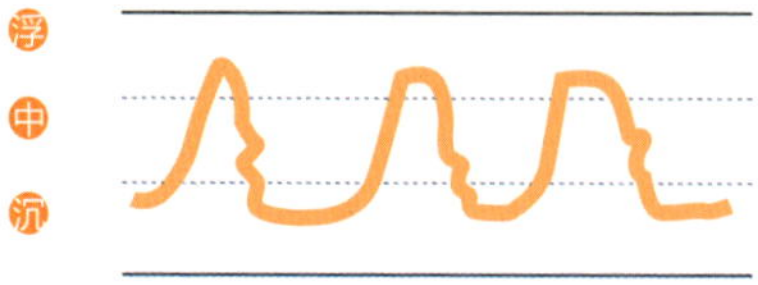

浮
中
沉

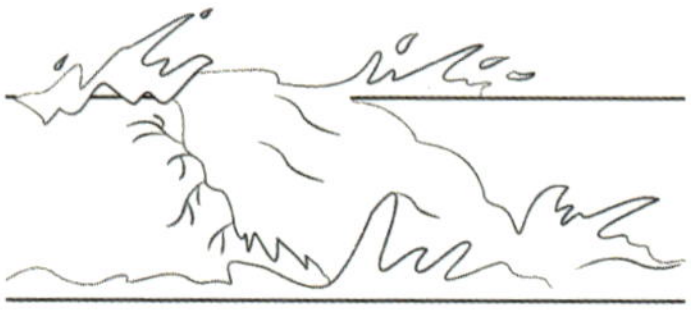

洪脉：状如洪水

滑脉

往来流利，应按圆滑，如盘走珠

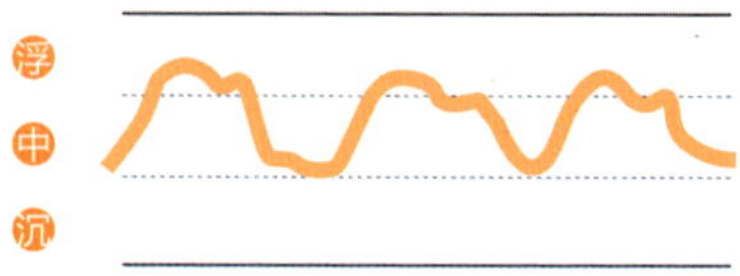

浮
中
沉

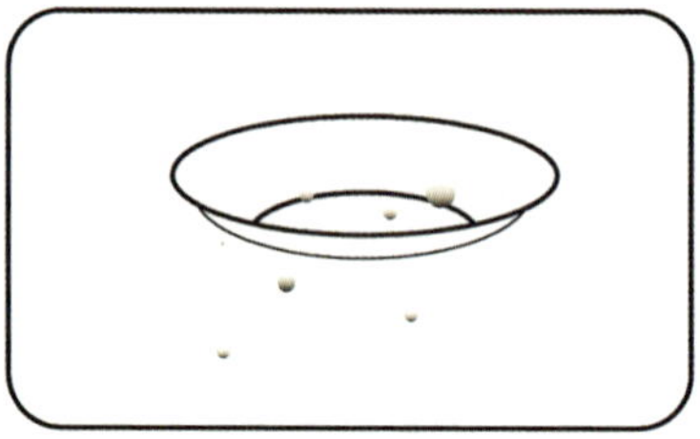

滑脉：玉盘滚珠

数脉

去来促急

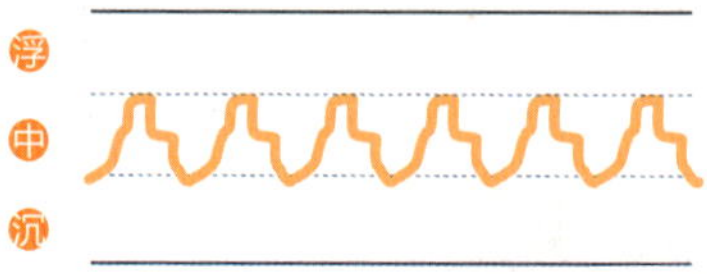

浮
中
沉

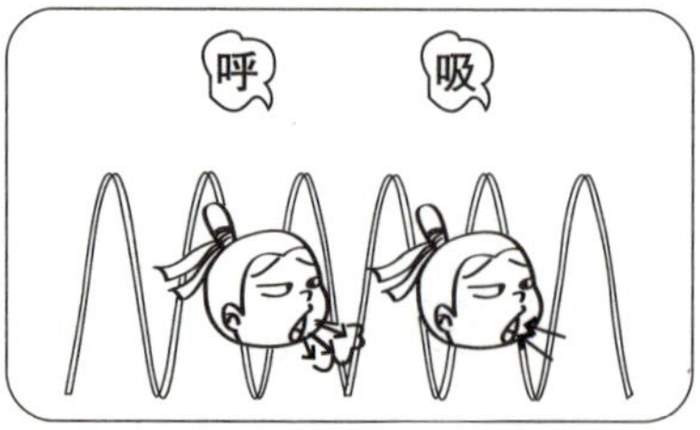

呼　吸

数脉：一息六至

促脉

脉来急促，时而一止，止无定数

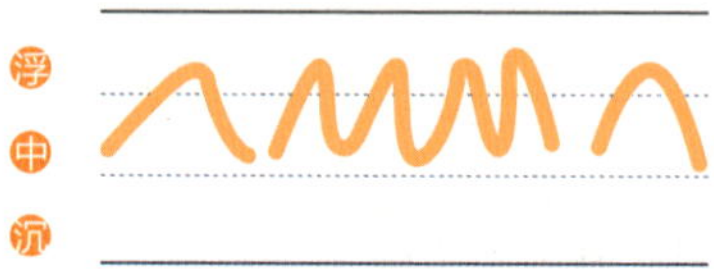

浮
中
沉

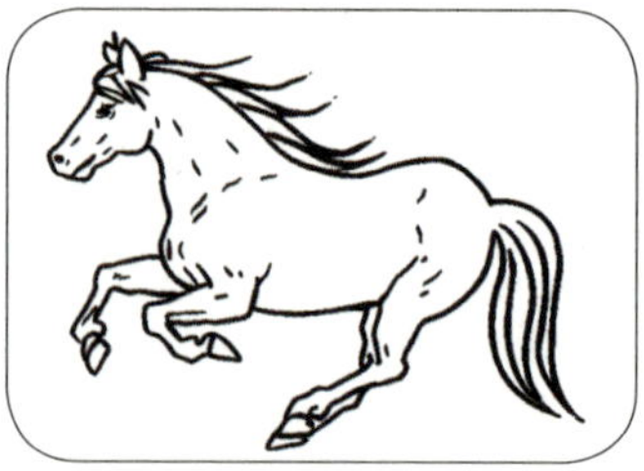

促脉：如马急行偶失蹄

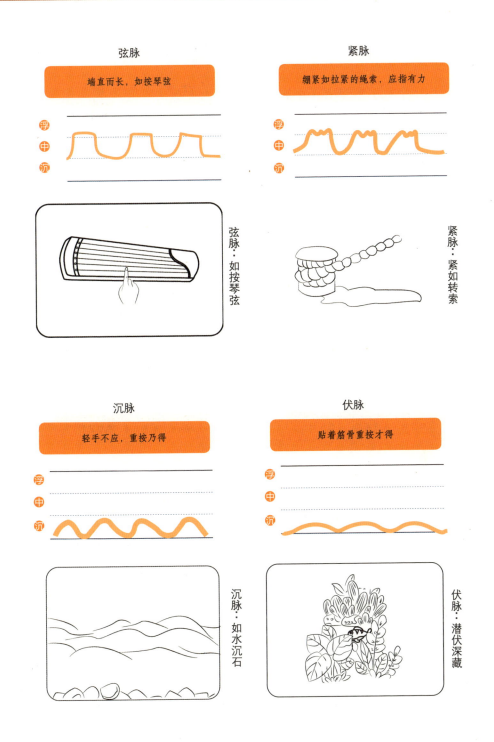

弦脉

端直而长，如按琴弦

浮
中
沉

弦脉：如按琴弦

紧脉

绷紧如拉紧的绳索，应指有力

浮
中
沉

紧脉：紧如转索

沉脉

轻手不应，重按乃得

浮
中
沉

沉脉：如水沉石

伏脉

贴着筋骨重按才得

浮
中
沉

伏脉：潜伏深藏

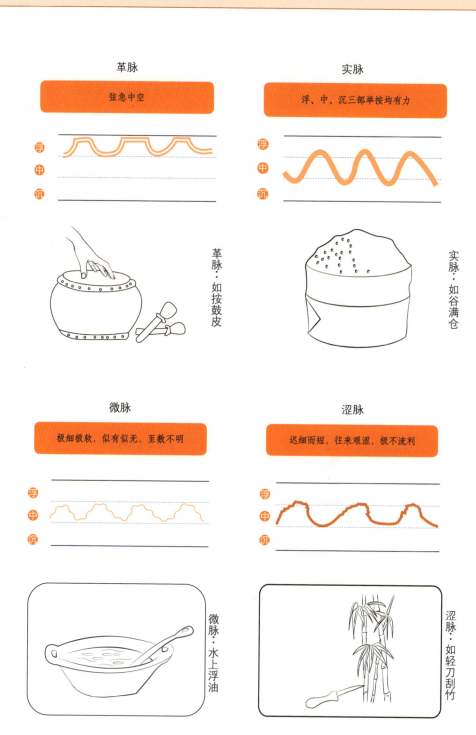

革脉

弦急中空

浮
中
沉

革脉：如按鼓皮

实脉

浮、中、沉三部举按均有力

浮
中
沉

实脉：如谷满仓

微脉

极细极软，似有似无，至数不明

浮
中
沉

微脉：水上浮油

涩脉

迟细而短，往来艰涩，极不流利

浮
中
沉

涩脉：如轻刀刮竹

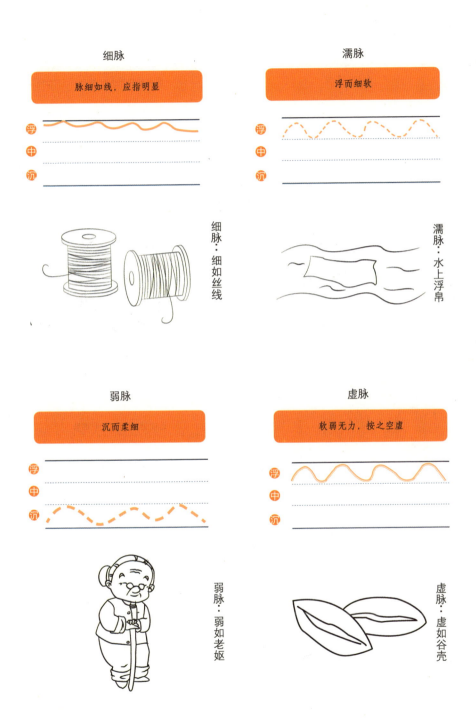

细脉

脉细如线，应指明显

浮
中
沉

细脉：细如丝线

濡脉

浮而细软

浮
中
沉

濡脉：水上浮帛

弱脉

沉而柔细

浮
中
沉

弱脉：弱如老妪

虚脉

软弱无力，按之空虚

浮
中
沉

虚脉：虚如谷壳

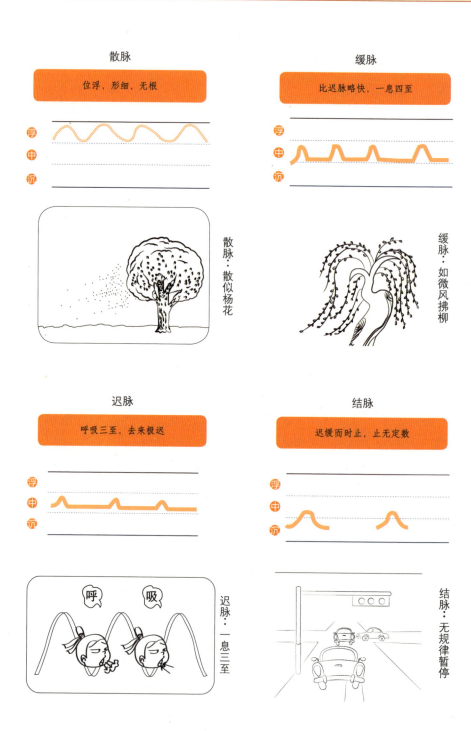

散脉

位浮，形细，无根

浮
中
沉

散脉：散似杨花

缓脉

比迟脉略快，一息四至

浮
中
沉

缓脉：如微风拂柳

迟脉

呼吸三至，去来极迟

浮
中
沉

呼　吸

迟脉：一息三至

结脉

迟缓而时止，止无定数

浮
中
沉

结脉：无规律暂停

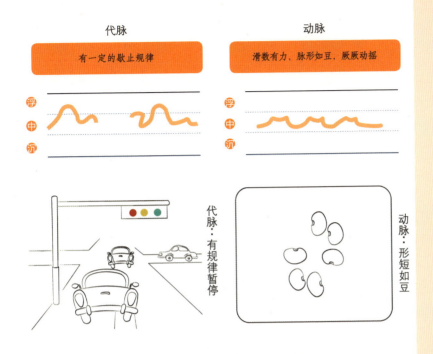

代脉

有一定的歇止规律

浮 中 沉

动脉

滑数有力，脉形如豆，厥厥动摇

浮 中 沉

代脉：有规律暂停

动脉：形短如豆

二、平脉早晏法

黄帝问曰：夫诊脉常以平旦，何也？岐伯对曰：平旦者，阴气未动，阳气未散，饮食未进，经脉未盛，络脉调均（《内经》作调匀），气血未乱，故乃可诊。过此非也（《千金》同，《素问》《太素》云：有过之脉。）切脉动静而视精明，察五色，观五脏有余不足，六腑强弱，形之盛衰。以此参伍，决死生之分。

精明：眼睛。

参伍：指各种诊法参考印证。

【白话译文】

黄帝问：诊脉常在清晨之时，这是为什么呢？岐伯回答：清晨之时，人身的阴气还没有扰动，阳气还没有宣散，也没有进饮食，经脉还不是很充盛，络脉调和，气血不乱，因而可以诊脉，过了这个时间，就不那么适宜了。在诊查脉搏动静变化的同时，还应观察两目的神气，诊查五色的变化，以审脏腑之强弱、虚实及形体的盛衰，相互参考比较，以判断疾病的生死。

诊脉的要点

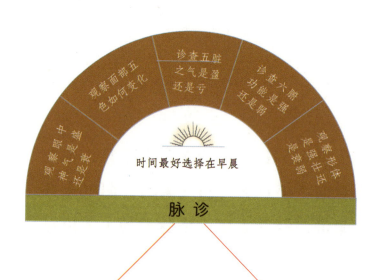

观察眼中神气是盛还是衰　观察面部五色如何变化　诊查五脏之气是盈还是亏　诊查六腑功能是强还是弱　观察形体是强壮还是瘦弱

时间最好选择在早晨

脉 诊

诊脉时必须综合考察以上几个方面，确保准确判断病情的轻重和治疗的效果，以更好地控制病情的发展

三、分别三关境界脉候所主

⚫ 从鱼际至高骨（其骨自高），却行一寸，其中名曰寸口。从寸至尺，名曰尺泽，故曰尺寸。寸后尺前名曰关。阳出阴入，以关为界。阳出三分，阴入三分，故曰三阴三阳。阳生于尺动于寸，阴生于寸动于尺。寸主射上焦，出头及皮毛竟手。关主射中焦，腹及腰。尺主射下焦，少腹至足。

鱼际：手掌拇指侧肌肉隆起处称为鱼，鱼的边缘称为鱼际。

尺泽：此指寸口脉后半部的尺脉部位。

射：测度。

【白话译文】

由鱼际到高骨（桡骨茎突），向后退行一寸，叫作寸口。从寸口到尺部，称为尺泽，所以名叫尺寸。寸之后尺之前，称为关。阳气出，阴气入，都是以关为界。阳出三分，阴入三分，因此称作三阴三阳。阳气发生在尺部，搏动在寸口，阴气发生在寸口，而搏动在尺部。寸口主候上焦，出于头及皮毛到手为止。关部主候中焦，到腹及腰为止。尺部主候下焦，由少腹到足部而止。

寸、关、尺部位图

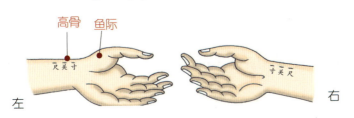

高骨　鱼际

尺关寸　寸关尺

左　　　　　　　　　　　　右

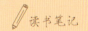
读书笔记

四、辨尺寸阴阳荣卫度数

独取寸口：是指单独切按桡骨茎突内侧一段桡动脉的搏动。

定息：一呼一吸为一息，一息终了称为定息。

荣卫：即营卫。

夫十二经皆有动脉，独取寸口，以决五脏六腑死生吉凶之候者，何谓也？然：寸口者，脉之大会，手太阴之动脉也。人一呼脉行三寸，一吸脉行三寸，呼吸定息，脉行六寸。人一日一夜，凡一万三千五百息，脉行五十度，周于身。漏水下百刻，荣卫行阳二十五度，行阴亦二十五度，为一周（晬时也）。故五十度而复会于手太阴。太阴者，寸口也，即五脏六腑之所终始，故法取于寸口也。

营气的循行

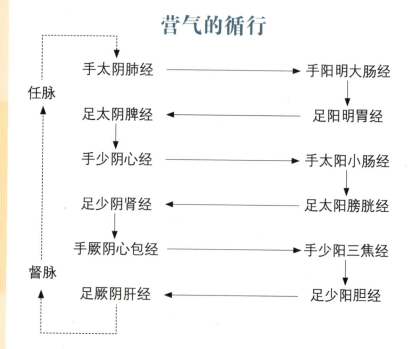

读书笔记

【白话译文】

十二经都有动脉，单独切按寸口的脉象来诊断五脏六腑疾病的轻重和预后的好坏，这是什么道理呢？答：寸口是十二经脉之气总会合的地方，为手太阴肺经经脉的搏动处。健康人一呼脉气行三寸，一吸脉气也行三寸，一次呼吸完成，脉行六寸。人在一昼夜中，一般呼吸一万三千五百次，经脉之气环行五十周次，环绕全身。在一昼夜的时间里，营气和卫气在白天循行二十五周次，在黑夜也循行二十五周次，总称一周，所以五十周次又重会于手太阴肺经的寸口。手太阴肺经的脉气，又反映在寸口部位，是五脏六腑气血循环的起止点，所以诊脉采用独取寸口的诊法。

❧ **脉有尺寸，何谓也？然：尺寸者，脉之大要会也。从关至尺是尺内，阴之所治也；从关至鱼际是寸内，阳之所治也。故分寸为尺，分尺为寸。故阴得尺内一寸，阳得寸内九分。尺寸终始一寸九分，故曰尺寸也。**

关：诊脉的部位名称。它的位置在掌后高骨，即寸部和尺部的中间，也就是尺和寸的分界之处，所以称为关。

【白话译文】

诊脉部位有尺和寸的名称，这是什么意思呢？答：尺和寸的部位，是脉气会合而极其紧要的地方。从关部到尺泽，是尺以内的部位，属于阴气管理之处，可以候人体阴气的变化；从关部到鱼际，是寸以内的部位，属于阳气管理之处，可以候人体阳气的变化。也就是说，除去了从鱼际到关部的一寸，同身寸，向下就是尺部，除去了从尺泽到关部的一尺，同身寸一尺，向上就是寸部。但切按寸口脉不需要这样的长度，因此下指切脉的部位。阴是关部以下一尺之内的一寸，阳是关部以上一寸之内的九分。由尺到寸的终点和起点，共为一寸九分，因此称为尺寸。

寸、关、尺的划分

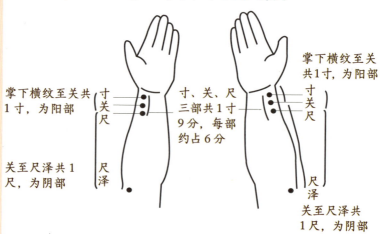

掌下横纹至关共1寸，为阳部

寸
关
尺

关至尺泽共1尺，为阴部

尺泽

寸、关、尺三部共1寸9分，每部约占6分

掌下横纹至关共1寸，为阳部

寸
关
尺

尺泽

关至尺泽共1尺，为阴部

阴阳相来：指脉象与部位的反常。阳，指寸部。阴，指尺部。来，是来袭、侵犯之意。

遂：形容过盛之脉直前无阻的状态。

🌀 脉有太过，有不及，有阴阳相乘，有覆有溢，有关有格，何谓也？然：关之前者，阳之动也，脉当见九分而浮。过者，法曰太过；减者，法曰不及。遂上鱼为溢，为外关内格，此阴乘之脉也。关之后者，阴之动也，脉当见一寸而沉。

过者，法曰太过；减者，法曰不及。遂入尺为覆，为内关外格，此阳乘之脉也。故曰覆溢，是其真脏之脉也，人不病而死也。

真脏之脉：临床上称之为"胃气将绝"，就是脉象缺乏和缓之意。

【白话译文】

脉象有太过，有不及，有的在属阴、属阳的部位上相互乘袭，有的下覆上溢，有的关闭格拒，它们具体情况怎样呢？答：在关部以前的寸部，是阳脉搏动之处，脉象应该是长九分而呈浮象。超过九分的是太过之脉；不足九分的是不及之脉。若阴气太盛逼使寸脉之气向上冲入鱼际，而尺部反而无脉的，称为溢脉。这是由于阳气被关闭于外，阴气格拒于内，为阴胜乘阳的脉象。在关部以后的尺部，是阴脉搏动之处，脉形应该是长一寸而出现沉象。超过一寸的是太过之脉，不足一寸的是不及之脉。若阳气太盛逼使寸脉之气下移入尺部，而寸部反而无脉的，称为覆脉。这是由于阳气关闭于内，阴气被格拒于外，为阳胜乘阴的脉象。所以说，覆脉和溢脉，都是真脏脉，出现了此种脉象，即使不见明显的症状，也往往会导致死亡。

读书笔记

正常脉象

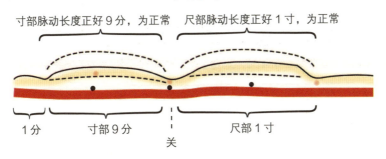

寸部脉动长度正好9分，为正常　　尺部脉动长度正好1寸，为正常

1分　　寸部9分　　关　　尺部1寸

脉象不及

寸部脉动长度不到 9 分，为不及　　尺部脉动长度不到 1 寸，为不及

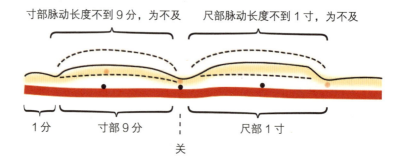

1分　　寸部9分　　关　　尺部1寸

脉象太过

寸部脉动长度超过 9 分，为太过　　尺部脉动长度超过 1 寸，为太过

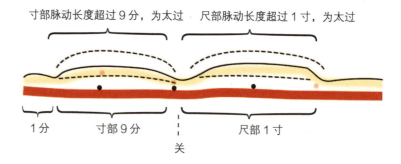

1分　　寸部9分　　关　　尺部1寸

溢脉与覆脉

寸部脉动长度超过掌下横纹，甚至到达鱼际的为溢脉，病人会因脏腑功能衰竭而死亡　　尺部太过极为严重，脉动长度甚至到达尺泽的，为覆脉，亦主死亡

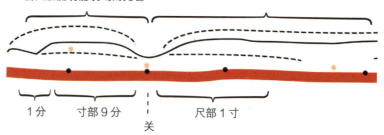

1分　　寸部9分　　关　　尺部1寸

五、平脉视人大小长短男女逆顺法

凡诊脉，当视其人大小、长短及性气缓急。脉之迟速、大小、长短，皆如其人形性者，则吉。反之者，则为逆也。脉三部大都欲等，只如小人、细人、妇人，脉小软。小儿四五岁，脉呼吸八至，细数者，吉。（《千金翼》云：人大而脉细，人细而脉大，人乐而脉实，人苦而脉虚，性急而脉缓，性缓而脉躁，人壮而脉细，人羸而脉大，此皆为逆，逆则难治。反此为顺，顺则易治。凡妇人脉常欲濡弱于丈夫。小儿四五岁者，脉自驶疾，呼吸八至也。男左大为顺，女右大为顺。肥人脉沉，瘦人脉浮。）

脉呼吸八至：指四五岁小孩的脉搏呼吸定息应为八至。

【白话译文】

大凡诊脉应当结合看病人的大小、高矮、心情的和缓或急躁。脉象的迟、速、大、小、长、短都与其人的体形、性情相符的，就是顺象，反之则为逆象。脉的寸、关、尺三部，脉象要大概相等。像个子矮小、身体纤细的人、妇女，脉小而软；四五岁的小孩，一呼一吸脉跳动八次，且表现为细、数的，都为正常。

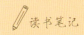
读书笔记

男女之脉的特点

	寸部之脉	尺部之脉
男子之脉	偏盛	偏弱
女子之脉	偏弱	偏盛

六、持脉轻重法

> 脉有轻重，何谓也？然：初持脉如三菽（shū）之重，与皮毛相得者，肺部也（菽者，小豆。言脉轻如三小豆之重。吕氏作大豆。浮之在皮毛之间者，肺气所行，故言肺部也）。如六菽之重，与血脉相得者，心部也（心主血脉，次于肺，如六豆之重）。如九菽之重，与肌肉相得者，脾部也（脾在中央，主肌肉，故次心如九豆之重）。如十二菽之重，与筋平者，肝部也（肝主筋，又在脾下，故次之）。按之至骨，举指来疾者，肾部也（肾主骨，其脉沉至骨）。故曰轻重也。

菽： 豆类的总称，在此指大豆。

举指来疾： 举指，轻按。来疾，脉来有力而急迫。

【白话译文】

诊脉的指法有轻有重，应该怎样掌握呢？答：开始按脉时，使用指压，如三粒大豆的重量，轻按在皮毛即可触知的脉象，为肺部脉；如六粒大豆的重量，按在血脉而触知的脉象，为心部脉；如九粒大豆的重量，按在肌肉之间可触知的脉象，为脾部脉；如十二粒大豆的重量，按之与筋相平，方可触知的脉象，为肝部脉；如按之触到骨，松指上举而轻按之，脉来疾速有力的，为肾部脉。所以说，按脉在指法上是有轻有重的。

诊脉的五种力度

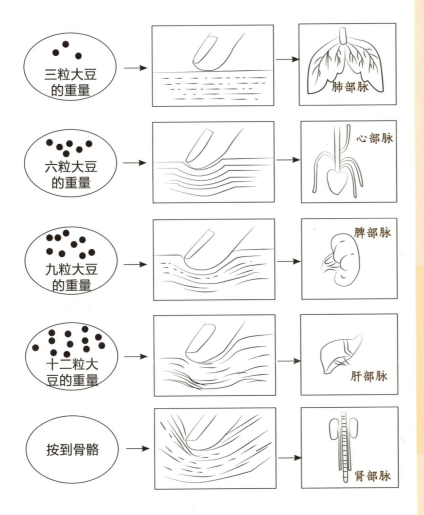

三粒大豆的重量	→	→ 肺部脉
六粒大豆的重量	→	→ 心部脉
九粒大豆的重量	→	→ 脾部脉
十二粒大豆的重量	→	→ 肝部脉
按到骨骼	→	→ 肾部脉

七、两手六脉所主五脏六腑阴阳逆顺

《脉法赞》云：肝心出左，脾肺出右，肾与命门，俱出尺部，魂魄谷神，皆见寸口。左主司官，右主司府。左大顺男，右大顺女。关前一分，人命之主。左为人迎，右为气口。神门决断，两在关后。人无二脉，病死不愈。诸经损减，各随其部。察按阴阳，谁与先后（《千金》云：三阴三阳，谁先谁后。）？阴病治官，阳病治府。奇邪所舍，如何捕取？审而知者，针入病愈。

【白话译文】

《脉法赞》记录：左手寸部主候心，关部主候肝，右手寸部主候肺，关部主候脾，左手尺部候肾，右手尺部候命门，所以说肾与命门居两尺部。人的精神活动的变化规律，也都可以在寸口脉上反映出来。气与血的变化在脉象的反映是左手寸口脉主司诊候气的变化，右手寸口脉主司诊候血的变化。左为阳，右为阴。男子阳气偏盛，当以左手脉稍大于右手为顺。女子阴血偏盛，当以右手脉稍大于左手为好，故说男左女右。关脉前一分处为寸脉，主心与肺。

《脉法赞》：古代关于脉法的专著。已失传。

顺：和谐。

决断：判断肾阴与肾阳的变化。

读书笔记

左寸口脉又称人迎，右寸口脉又称气口。左右手两尺脉称为神门，神门能判断肾阴与肾阳的变化，尺脉在关脉之后。如果病人左右两尺脉都没有了，表示病情危重难以治愈。各条经脉如果有所损伤，都会在寸口脉的相应部位表现出来。通过望诊和切按来分辨脉之阴阳，从而测知病变的先后。如果是阴经的病变，应当先治脏；如果是阳经的病变，应当先治腑。对病邪所居留潜藏之处，怎样去探查清楚呢？只要审查疾病，明确病因病理，就可以针到病除。

寸、关、尺配合脏腑异同对照表

医家姓名	寸		关		尺	
	左	右	左	右	左	右
王叔和	心 小肠	肺 大肠	肝 胆	脾 胃	肾 膀胱	肾 命门
李时珍	心 膻中	肺 胸中	肝 胆	脾 胃	肾 膀胱 小肠	肾 命门 大肠
张景岳	心 心包络	肺 胸中	肝 胆	脾 胃	肾 膀胱 大肠	肾 三焦 命门 大肠

🌀 **心部在左手关前寸口是也，即手少阴经也，与手太阳为表里，以小肠合为府。合于上焦，名曰神庭，在龟（一作鸠）尾下五分。**

肝部在左手关上是也，足厥阴经也，与足

少阳为表里，以胆合为府，合于中焦，名曰胞门（一作少阳），在太仓左右三寸。

肾部在左手关后尺中是也，足少阴经也，与足太阳为表里，以膀胱合为府，合于下焦，在关元左。

【白话译文】

心部在左手关之前的寸脉，属手少阴经，与手太阳经互为表里，同小肠相配合并以小肠为其腑，两经相交合于上焦的部位，名为神庭，在归尾穴下五分处。

肝部在左手关脉，属足厥阴经，与足少阳经互为表里，同胆相配合并以胆为其腑，两经相交合于中焦的部位，名为胞门，在太仓穴下左右旁开三寸处。

肾部在左手关后的尺脉，属足少阴经，与足太阳经互为表里，同膀胱相配合并以膀胱为其腑，两经相交合于下焦的部位，在关元穴的左侧。

肺部在右手关前寸口是也，手太阴经也，与手阳明为表里，以大肠合为府，合于上焦，名呼吸之府，在云门。

脾部在右手关上是也，足太阴经也，与足阳明为表里，以胃合为府，合于中焦，脾胃之间，名曰章门，在季胁前一寸半。

肾部在右手关后尺中是也，足少阴经也，

与足太阳为表里，以膀胱合为府，合于下焦，在关元右。左属肾，右为子户，名曰三焦。

【白话译文】

肺部在右手关前的寸脉，属手太阴经，与手阳明经互为表里，同大肠相配合并以大肠为其腑，两经相交合于上焦的部位，名为呼吸之府，在云门穴处。

脾部在右手关脉，属足太阴经，与足阳明经互为表里，同胃相配合并以胃为其腑，两经相交合于中焦脾胃之间的部位，名为章门，在季胁前一寸半处。

肾部在右手关后的尺脉，属足少阴经，与足太阳经互为表里，同膀胱相配合并以膀胱为其腑，两经相交合于下焦的部位，在关元穴的右侧。左尺部位属肾，右尺部为命门，在女子为子户，子户又别名三焦。

寸、关、尺三部分候脏腑

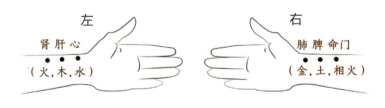

左　肾肝心　（火，木，水）

右　肺脾命门　（金，土，相火）

八、辨脏腑病脉阴阳大法

脉何以知脏腑之病也？然：数者腑也，迟者脏也。数即有热，迟即生寒。诸阳为热，诸

读书笔记

阴为寒。故别知脏腑之病也。（腑者阳，故其脉数；脏者阴，故其脉迟。阳行迟，病则数；阴行疾，病则迟。）

脉来浮大者，此为肺脉也；脉来沉滑如石，肾脉也；脉来如弓弦者，肝脉也；脉来疾去迟，心脉也。脉来当见不见为病。病有深浅，但当知如何受邪。

当见：指各脏所当呈现的本脏脉象。如春当见肝之弦脉，夏当见心之钩脉，秋当见肺之毛脉，冬当见肾之石脉。

【白话译文】

怎样从脉象上区别和推断脏腑的疾病呢？答：数脉主腑病，迟脉主脏病。出现数脉的就是热证，出现迟脉的就是寒证。许多出现阳脉的病症多见热证，出现阴脉的病症多见寒证。因此，可以根据脉象的迟数来区别和推断脏腑的病变。

脉来浮大的，此属肺脉；脉来沉滑如石的，此属肾脉；脉来好像弓弦的，此属肝脉；脉较急促，去时较慢的，此属心脉。在一定的季节中应当出现相应的脉象而没有出现，是病脉。病有深重轻浅之分，但更重要的是知道感受邪气如何发病。

从脉象上推断脏腑疾病

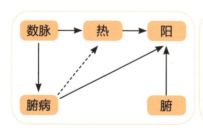

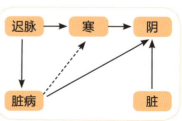

读书笔记

九、辨脉阴阳大法

脉有阴阳之法，何谓也？然：呼出心与肺，吸入肾与肝，呼吸之间，脾受谷味也，其脉在中。浮者阳也，沉者阴也，故曰阴阳。

五脏脉象

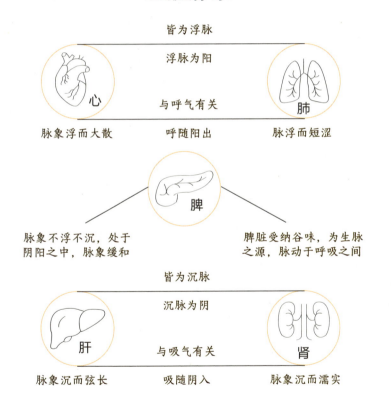

皆为浮脉

浮脉为阳

与呼气有关

心

脉象浮而大散　　呼随阳出

肺

脉浮而短涩

脾

脉象不浮不沉，处于阴阳之中，脉象缓和

脾脏受纳谷味，为生脉之源，脉动于呼吸之间

皆为沉脉

沉脉为阴

与吸气有关

肝

脉象沉而弦长　　吸随阴入

肾

脉象沉而濡实

【白话译文】

脉象有阴脉、阳脉之分，说的是什么意思呢？答：向外呼气的时候与心和肺两脏有关，向内吸气的时候与肾和

肝两脏有关，在呼吸的过程中间，由脾脏所主，脾脏接受水谷饮食五味之气，它的脉位在中焦。浮脉属阳，沉脉属阴，所以说脉有阴阳脉象的区别。

❧ **心肺俱浮，何以别之？然：浮而大散者，心也；浮而短涩者，肺也。肾肝俱沉，何以别之？然：牢而长者，肝也；按之软，举指来实者，肾也。脾者中州，故其脉在中（《千金翼》云：迟缓而长者，脾也）。是阴阳之法也。脉有阳盛阴虚，阴盛阳虚，何谓也？然：浮之损小，沉之实大，故曰阴盛阳虚；沉之损小，浮之实大，故曰阳盛阴虚。是阴阳虚实之意也。（阳脉见寸口，浮而实大，今轻手浮之更损减而小，故言阳虚；重手按之反更实大而沉，故言阴实。）**

中州：指中焦。

损小：形容脉来细软而有不足的现象。

✎ 读书笔记

【白话译文】

　　心和肺都是浮脉，应该怎样区分呢？答：浮而脉形较大且有放散之感的，就是心脉；浮而脉体较短且略感滞涩的，就是肺脉。肝和肾都是沉脉，应该怎样区别呢？答：牢而脉形较长的，就是肝脉；重按较濡，举指轻按时又较有力的，就是肾脉。脾居中焦，所以它从容和缓的脉象包含在浮沉之中。掌握这几点就可以区别脉象的阴阳。脉象有偏于阳盛阴虚，或偏于阴盛阳虚的，为什么这样说呢？答：浮取感到脉象减弱细小，沉取感到脉象充实洪大，叫作阴盛阳虚；沉取感到脉象减弱细小，浮取感到脉象充实洪大，叫作阳盛阴虚。这就是从脉位、脉象上来分辨阴阳虚实的意思。

沉浮之阴阳虚实

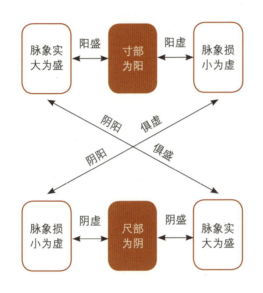

🌀 经言：脉有一阴一阳，一阴二阳，一阴三阳；有一阳一阴，一阳二阴，一阳三阴。如此言之，寸口有六脉俱动耶？然：经言如此者，非有六脉俱动也，谓浮、沉、长、短、滑、涩也。浮者阳也，滑者阳也，长者阳也；沉者阴也，涩者阴也，短者阴也。所以言一阴一阳者，谓

📝 读书笔记

脉来沉而滑也；一阴二阳者，谓脉来沉滑而长也；一阴三阳者，谓脉来浮滑而长，时一沉也。所以言一阳一阴者，谓脉来浮而涩也；一阳二阴者，谓脉来长而沉涩也；一阳三阴者，谓脉来沉涩而短，时一浮也。各以其经所在，名病之逆顺也。

逆顺：这里是概括多方面相反的现象，如病变的轻重、预后的良恶、病情与四季气候适应与否、脉象的正常和反常等。

【白话译文】

医经上记录：脉象有一阴一阳，一阴二阳，一阴三阳；又有一阳一阴，一阳二阴，一阳三阴。照这样的说法，难道寸口部位有六种脉象一起搏动吗？答：这并不是说六种脉象一起搏动，而是说脉有浮、沉、长、短、滑、涩六种脉象。浮是阳脉，滑是阳脉，长是阳脉；沉是阴脉，涩是阴脉，短是阴脉。所谓一阴一阳，就是指脉来沉而兼滑；一阴二阳，是指脉来沉滑而长；一阴三阳，是指脉来浮滑而长，有时又出现一沉象。所谓一阳一阴，就是指脉来浮而兼涩；一阳二阴，是指脉来长而沉涩；一阳三阴，是指脉来沉涩而短，有时又现一浮象。应分别用各经（十二经）所在部位，以判断病的逆和顺。

读书笔记

凡脉大为阳，浮为阳，数为阳，动为阳，长为阳，滑为阳；沉为阴，涩为阴，弱为阴，弦为阴，短为阴，微为阴，是为三阴三阳也。

阳病见阴脉者，反也，主死；阴病见阳脉者，顺也，主生。

【白话译文】

一般来说，脉大属阳，浮脉属阳，数脉属阳，动脉属阳，长脉属阳，滑脉属阳；沉脉属阴，涩脉属阴，弱脉属阴，弦脉属阴，短脉属阴，微脉属阴，这就是脉象的三阴三阳。阳病见阴脉的，为逆证，主死或病情重预后不佳；阴病见阳脉的，为顺证，主病情轻预后较好。

关前为阳，关后为阴。阳数则吐血，阴微则下利；阳弦则头痛，阴弦则腹痛；阳微则发汗，阴微则自下；阳数口生疮，阴数加微，必恶寒而烦挠不得眠也。阴附阳则狂，阳附阴则癫。得阳属腑，得阴属脏。无阳则厥，无阴则呕。阳微则不能呼，阴微则不能吸，呼吸不足，胸中短气。依此阴阳以察病也。

发汗：此指出汗的症状。

【白话译文】

关部的前方为寸部，属阳；关部的后方为尺部，属阴。寸脉数多见吐血，尺脉数多见下利；寸脉弦多见头痛，尺脉弦多见腹痛；寸脉微多见汗出，尺脉微多见自下；寸脉数多见生疮，尺脉数而兼微，必恶寒而烦躁、不得安眠。尺、

读书笔记

寸部俱见阳盛之脉的主狂证，尺、寸部俱见阴盛之脉的主癫证。表现为阳脉的病在腑，表现为阴脉的病在脏。寸部无脉多发为厥逆，尺部无脉多发为呕吐。寸部无脉可表现为呼气困难，尺部无脉可表现为吸气困难，呼吸都困难，导致胸中短气。可根据这些阴阳之脉来诊断疾病。

🌀 **寸口脉浮大而疾者，名曰阳中之阳，病苦烦满，身热，头痛，腹中热。**

寸口脉沉细者，名曰阳中之阴，病苦悲伤不乐，恶闻人声，少气，时汗出，阴气不通，臂不能举。

尺脉沉细者，名曰阴中之阴，病苦两胫酸疼，不能久立，阴气衰，小便余沥，阴下湿痒。

尺脉滑而浮大者，名曰阴中之阳，病苦小腹痛满，不能溺，溺即阴中痛，大便亦然。

【白话译文】

寸脉表现为浮大而快的，称为阳中之阳，症状表现为烦躁满闷，身体发热，头痛，腹中发热。

寸脉表现为沉细的，称为阳中之阴，症状表现为悲伤不快乐，厌烦听到他人的声音，短气，时有汗出，津血流行不畅，手臂不能上举。

尺脉表现为沉细的，称为阴中之阴，症状表现为两小腿酸疼，不能久立，阴气虚衰，小便余沥不尽，阴部湿痒。

尺脉表现为滑而浮大的，称为阴中之阳，症状表现为小腹疼痛胀满，小便不通，小便时感觉前阴内疼痛，大便时也是如此。

尺脉牢而长，关上无有，此为阴干阳，其人苦两胫重，少腹引腰痛。

寸口脉壮大，尺中无有，此为阳干阴，其人苦腰背痛，阴中伤，足胫寒。

夫风伤阳，寒伤阴。阳病顺阴，阴病逆阳。阳病易治，阴病难治。在肠胃之间，以药和之；若在经脉之间，针灸病已。

阴干阳：此指阴盛犯阳。

【白话译文】

尺脉表现牢而长，关部上却没有脉，这是阴盛犯阳，病人苦于两小腿沉重，少腹牵引到腰部疼痛。

寸脉表现为盛大有力，尺部却没有脉，这是阳盛犯阴，病人苦于腰背痛，前阴内损伤，足部小腿寒冷。

风邪伤人阳分，寒邪伤人阴分。阳分受损阴气未伤称为阳病顺阴，阴分受损多伤阳气称为阴病逆阳。所以阳病较易治疗，阴病较难治疗。病在肠胃之间，可以用药调和；如果病在经脉之间，用针灸治疗，可使痊愈。

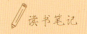
读书笔记

十、平虚实

🍂 **人有三虚三实，何谓也？然：有脉之虚实，有病之虚实，有诊之虚实。脉之虚实者，脉来软者为虚，牢者为实。病之虚实者，出者为虚，入者为实；言者为虚，不言者为实；缓者为虚，急者为实。诊之虚实者，痒者为虚，痛者为实；外痛内快为外实内虚，内痛外快为内实外虚。故曰虚实也。**

诊：此指症状。

【白话译文】

人体患病有三虚三实，如何理解呢？答：三虚三实，有脉象的虚实，有病证的虚实，有证候的虚实。所谓脉象的虚实，一般细软无力的属虚，坚紧有力的属实。所谓病证的虚实，一般由内病传变出外的属虚，由外病传变入内的属实；能言语如常的属虚，不能言语的属实；进展徐缓的慢性病属虚，骤然发作的急性病属实。所谓诊候的虚实，有痒的感觉属虚，有痛的感觉属实。如果以手按之，身体外部疼痛而内部无疼痛的，属外实内虚；身体内部疼痛而外部无疼痛的，属内实外虚，所以说疾病是有虚有实的。

读书笔记

虚实鉴别表

类别	脉象无力	病证	证候
虚	脉细软无力	从内出外，言语如常，进展缓慢	有痒感
实	脉坚紧有力	从外入内，不能言语，骤然发作	有痛感

問曰：何謂虛實？答曰：邪氣盛則實，精氣奪則虛。何謂重實？所謂重實者，言大熱病，氣熱脈滿，是謂重實。

問曰：經絡俱實如何？何以治之？答曰：經絡皆實，是寸脈急而尺緩也，當俱治之。故曰滑則順，濇則逆。夫虛實者，皆從其物類始。五臟骨肉滑利，可以長久。

【白话译文】

问道：什么叫作虚证实证呢？答：邪气壅盛的称为实证，精气被耗损的称为虚证。什么叫作重实呢？所谓重实，比如大热病，气盛而热，脉盛而满，就叫作重实。

问道：经与络都属实是怎样？如何治疗呢？答：经络皆盛实，是指寸脉急滑而尺脉缓涩，经和络应该一起治疗。所以说脉滑为顺证，脉涩为逆证。虚与实的道理，都可以从同类事物中通过取象比类的方法推求。如果气血在五脏骨肉的运行通畅，则生命可以长久。

读书笔记

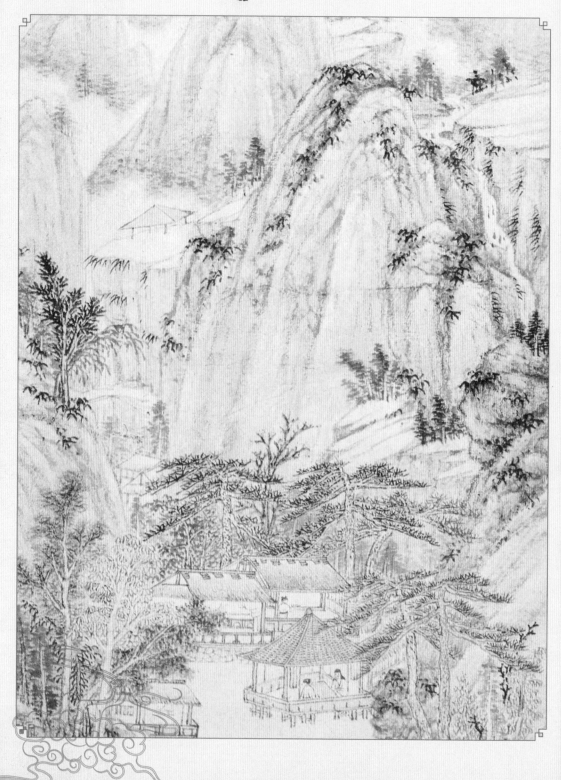

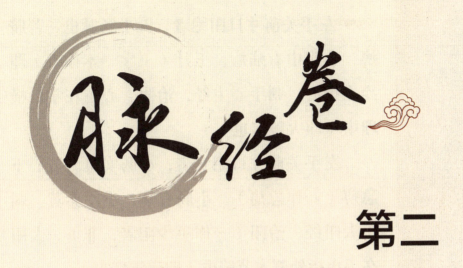

脉经卷

第二

名家带你读

　　本篇论述了如何根据左右三部脉象阴阳（浮沉）的绝、实诊断疾病，以及二十四种脉象及其主病；论述了奇经八脉的意义和内容，包括循行的起止点及其病证。

一、平三关阴阳二十四气脉

🌀 左手关前寸口阳绝者，无小肠脉也。苦脐痹，小腹中有疝瘕，王月（王字一本作五）即冷上抢心。刺手心主经，治阴。心主在掌后横理中（即大陵穴也）。

左手关前寸口阳实者，小肠实也。苦心下急痹（一作急痛）。小肠有热，小便赤黄。刺手太阳经，治阳（一作手少阳者，非）。太阳在手小指外侧本节陷中（即后溪穴也）。

左手关前寸口阴绝者，无心脉也。苦心下毒痛，掌中热，时时善呕，口中伤烂。刺手太阳经，治阳。

左手关前寸口阴实者，心实也。苦心下有水气，忧恚（huì）发之。刺手心主经，治阴。

【白话译文】

左手关前寸部脉浮取虚弱无力的，是无小肠脉。病人可出现脐部气机闭塞而疼痛，小腹中有疝瘕，如逢小肠当旺的季节，就有冷气逆上冲心。应当针刺手厥阴心包经，通过治其阴经，以达到调整阳经的目的。手厥阴心包经之穴在掌后横理中（即大陵穴也）。

脐痹：指脐部气机闭塞而疼痛。

毒：剧烈。

恚：愤恨恼怒。

读书笔记

左手关前寸部脉浮取坚实有力的，是小肠有实邪。病人可出现心下急痹，小肠有热，小便赤黄。应当针刺手太阳小肠经，通过治其阳经，以泻邪热。手太阳小肠经的穴位在手小指外侧本节凹陷中（即后溪穴也）。

左手关前寸部脉沉取虚弱无力的，是无心脉。病人可出现心下剧痛，手掌中热，经常呕吐，口中伤破糜烂。应当针刺手太阳小肠经，通过治其阳经，以达到调整阴经的目的。

左手关前寸部脉沉取坚实有力的，是心有实邪。病人可出现心下有水气，在忧愁愤怒时候，病就发作。应当针刺手厥阴心包经，通过治其阴经，以泻实热。

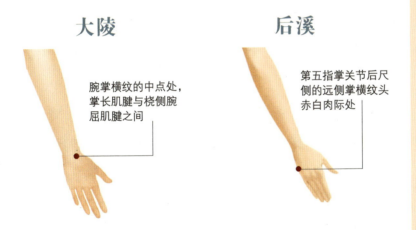

大陵

腕掌横纹的中点处，掌长肌腱与桡侧腕屈肌腱之间

后溪

第五指掌关节后尺侧的远侧掌横纹头赤白肉际处

左手关上阳绝者，无胆脉也。苦膝疼，口中苦，眹目善畏，如见鬼状，多惊，少力。刺足厥阴经，治阴。在足大指间（即行间穴也），或刺三毛中。

眹目：指两眼眹离难睁，视物疲劳。

左手关上阳实者，胆实也。苦腹中实不安，身躯习习也。刺足少阳经，治阳。在足上第二指本节后一寸（第二指当云小指次指，即临泣穴也）。

左手关上阴绝者，无肝脉也。苦癃，遗溺，难言，胁下有邪气，善吐。刺足少阳经，治阳。

左手关上阴实者，肝实也。苦肉中痛，动善转筋。刺足厥阴经，治阴。

癃：病名。小便不利，点滴而短少。

【白话译文】

左手关脉浮取虚弱无力的，是无胆脉。病人可出现膝部疼痛，口苦，两眼视物不清，无缘故恐惧，好像见鬼一样，多惊恐，少力气。应当针刺足厥阴肝经，通过治其阴经，以达到调整阳经的目的。足厥阴肝经的穴位在足大趾与次趾间（即行间穴），或针刺足大趾爪甲后方丛毛中。

左手关脉浮取坚实有力的，是胆有实邪。病人可出现腹部胀痛，身躯躁动不安。应当针刺足少阳胆经，通过治其阳经，以泻其邪实。穴位在足背第二趾本节后一寸处（即临泣穴）。

左手关脉沉取虚弱无力的，是无肝脉。病人可出现小便癃闭，遗尿，而难以对人启齿，胁下有邪气，喜吐。应当针刺足少阳胆经，通过治其阳经，以达到调整阴经的目的。

左手关脉沉取坚实有力的，是肝有实邪。病人可出现

读书笔记

肉中疼痛且跳动，转筋。应当针刺足厥阴肝经，通过治其阴经，以泻其邪实。

行间

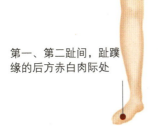

第一、第二趾间，趾蹼缘的后方赤白肉际处

临泣

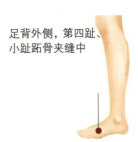

足背外侧，第四趾、小趾跖骨夹缝中

左手关后尺中阳绝者，无膀胱脉也。苦逆冷，妇人月使不调，王月则闭。男子失精，尿有余沥。刺足少阴经，治阴。在足内踝下动脉（**即太溪穴也**）。

左手关后尺中阳实者，膀胱实也。苦逆冷，胁下有邪气相引痛。刺足太阳经，治阳。在足小指外侧本节后陷中（**即束骨穴也**）。

左手关后尺中阴绝者，无肾脉也。苦足下热，两髀里急，精气竭少，劳倦所致。刺足太阳经，治阳。

左手关后尺中阴实者，肾实也。苦恍惚，健忘，目视䀮䀮（huāng huāng），耳聋怅怅（chàng chàng），善鸣。刺足少阴经，治阴。

髀：即股骨，一般指大腿或大腿外侧。

䀮䀮：眼花，视物不清。

怅怅：指耳聋，无所闻的样子。

【白话译文】

左手关后尺脉浮取虚弱无力的，是无膀胱脉。病人可出现四肢逆冷，妇人月经不调，如逢膀胱当旺的季节，月经闭止；男子遗精，尿后有余沥。应当针刺足少阴肾经，通过治其阴经，以达到调整阳经的目的。足少阴肾经的穴位在足内踝下动脉处（即太溪穴）。

左手关后尺脉浮取坚实有力的，是膀胱有实邪。病人可出现四肢逆冷，胁下有邪气互相牵引疼痛。应当针刺足太阳膀胱经，通过治其阳经，以泻其邪实。穴位在足小趾外侧本节后陷中（即束骨穴）。

左手关后尺脉沉取虚弱无力的，是无肾脉。病人可出现足底发热，大腿或大腿外侧拘急，精气不足，多由劳累疲倦太过所致。应当针刺足太阳膀胱经，通过治其阳经，以达到调整阴经的目的。

左手关后尺脉沉取坚实有力的，是肾有实邪。病人可出现精神恍惚，健忘，视物不清，耳聋不闻，易耳鸣。应当针刺足少阴肾经，通过治其阴经，以泻其邪实。

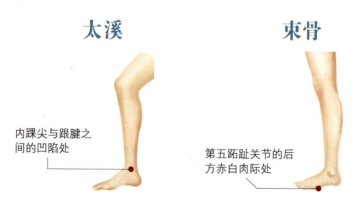

太溪　　　　　　束骨

内踝尖与跟腱之间的凹陷处

第五跖趾关节的后方赤白肉际处

右手关前寸口阳绝者，无大肠脉也。苦少气，心下有水气，立秋节即咳。刺手太阴经，治阴。在鱼际间（**即太渊穴也**）。

右手关前寸口阳实者，大肠实也。苦肠中切痛，如锥刀所刺，无休息时。刺手阳明经，治阳。在手腕中（**即阳谿穴也**）。

右手关前寸口阴绝者，无肺脉也。苦短气咳逆，喉中塞，噫逆。刺手阳明经，治阳。

右手关前寸口阴实者，肺实也。苦少气，胸中满，彭彭与肩相引。刺手太阴经，治阴。

彭彭：满盛的样子。

【白话译文】

右手关前寸脉浮取虚弱无力的，是无大肠脉。病人可出现少气，心下有水气，到立秋节气就发生咳嗽。应当针刺手太阴肺经，通过治其阴经，以达到调整阳经的目的。穴位在鱼际间（即太渊穴）。

右手关前寸脉浮取坚实有力的，是大肠有实邪。病人可出现肠中绞痛，像锥刀所刺似的，没有间歇之时。应当针刺手阳明大肠经，通过治其阳经，以泻其邪实。穴位在手腕中（即阳溪穴）。

右手关前寸脉沉取虚弱无力的，是无肺脉。病人可出现呼吸短气，咳嗽气逆，喉中阻塞，嗳气呃逆。应当针刺

读书笔记

手阳明大肠经，通过治其阳经，以达到调整阴经的目的。

右手关前寸脉沉取坚实有力的，是肺有实邪。病人可出现呼吸少气，胸中胀满壅盛，与肩部相牵引。应当针刺手太阴肺经，通过治其阴经，以泻其邪实。

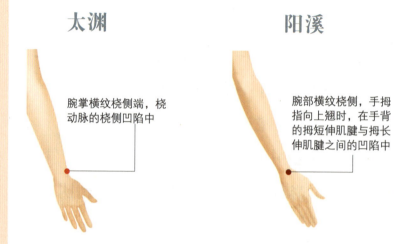

太渊

腕掌横纹桡侧端，桡动脉的桡侧凹陷中

阳溪

腕部横纹桡侧，手拇指向上翘时，在手背的拇短伸肌腱与拇长伸肌腱之间的凹陷中

🌀 **右手关上阳绝者，无胃脉也。苦吞酸，头痛，胃中有冷。刺足太阴经，治阴。在足大指本节后一寸（即公孙穴也）。**

右手关上阳实者，胃实也。苦肠中伏伏（一作愊愊），不思食物，得食不能消。刺足阳明经，治阳。在足上动脉（即冲阳穴也）。

右手关上阴绝者，无脾脉也。苦少气，下利，腹满，身重，四肢不欲动，善呕。刺足阳明经，治阳。

右手关上阴实者，脾实也。苦肠中伏伏如坚状，大便难。刺足太阴经，治阴。

肠中伏伏：伏，隐伏。食滞不消痞闷感觉。

【白话译文】

右手关脉浮取虚弱无力的，是无胃脉。病人可出现吞酸，头痛，胃中有寒。应当针刺足太阴脾经，通过治其阴经，以达到调整阳经的目的。穴位在足大趾本节后一寸（即公孙穴）。

右手关脉浮取坚实有力的，是胃有实邪。病人可出现肠中阻滞，不想吃东西，吃完后不能消化。应当针刺足阳明胃经，通过治其阳经，以泻其邪实。穴位在足背动脉处（即冲阳穴）。

右手关脉沉取虚弱无力的，是无脾脉。病人可出现少气，下利，腹满，身重，四肢不喜活动，容易呕吐。应当针刺足阳明胃经，通过治其阳经，以达到调整阴经的目的。

右手关脉沉取坚实有力的，是脾有实邪。病人可出现肠中有所阻滞，似有硬样，大便难解。应当针刺足太阴脾经，通过治其阴经，以泻其邪实。

读书笔记

冲阳

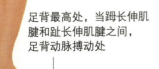

足背最高处，当跚长伸肌腱和趾长伸肌腱之间，足背动脉搏动处

公孙

第一跖骨基底部的前下方赤白肉际处

子户：原指女性阴道口。此指命门。

掩：乘其不备而袭之。

❧ **右手关后尺中阳绝者，无子户脉也。苦足逆寒，绝产，带下，无子，阴中寒。刺足少阴经，治阴。**

右手关后尺中阳实者，膀胱实也。苦少腹满，引腰痛。刺足太阳经，治阳。

右手关后尺中阴绝者，无肾脉也。苦足逆冷，上抢胸痛，梦入水见鬼，善厌寐，黑色物来掩人上。刺足太阳经，治阳。

右手关后尺中阴实者，肾实也。苦骨疼，腰脊痛，内寒热。刺足少阴经，治阴。

上脉二十四气事。

【白话译文】

右手关后尺脉浮取虚弱无力的，是无子户脉（命门脉）。病人可出现足部厥冷，妇人终身不孕，带下；男子不育，前阴寒冷。应当针刺足少阴肾经，通过治其阴经，以达到调整阳经的目的。

右手关后尺脉浮取坚实有力的，是膀胱有实邪。病人可出现少腹胀满，牵引腰部作痛。应当针刺足太阳膀胱经，通过治其阳经，以泻其邪实。

右手关后尺脉沉取虚弱无力的，是无肾脉。病人可出现足部厥冷，逆气上冲于胸作痛，梦到进入水中碰见鬼，

读书笔记

睡时多噩梦，似有黑色的东西压在身上。应当针刺足太阳膀胱经，通过治其阳经，以达到调整阴经的目的。

右手关后尺脉沉取坚实有力的，是肾有实邪。病人可出现骨节疼痛，腰脊痛，内发寒热。应当针刺足少阴肾经，通过治其阴经，以泻其邪实。

以上为二十四种脉象及其主病。

二、平奇经八脉病

🌀 **脉有奇经八脉者，何谓也？然：有阳维、阴维，有阳跷、阴跷，有冲、有督、有任、有带之脉，凡此八脉者，皆不拘于经，故曰奇经八脉也。经有十二，络有十五，凡二十七，气相随上下，何独不拘于经也？然：圣人图设沟渠，通利水道，以备不虞。天雨降下，沟渠溢满，霶霈（páng pèi）妄行，当此之时，圣人不能复图也。此络脉流溢，诸经不能复拘也。**

奇经：奇经八脉与十二正经不同，既不直属脏腑，又无表里配合关系，因其"别道奇行"，故称"奇经"。

霶霈：形容大雨的情景。

【白话译文】

经脉中有叫奇经八脉，是什么呢？答：经络系统中有阳维、阴维、阳跷、阴跷、冲脉、督脉、任脉和带脉。这八脉各自别道奇行，不受十二正经的约束，所以称为奇经八脉。又问：人体十二经脉，十五络脉，共为二十七经络的脉气，都是相互随从着在全身上下循环周转，为什么独有奇经八脉的运行，不受这个经络系统的约束呢？答：譬如古代圣人规划着开挖沟渠，以通畅水道，原是为了防备不测的水灾，假如天降大雨，就会使沟渠里的雨水盈满外流。这个时候，大量的雨水泛滥妄行，圣人也没有更好的办法堵水外流。而奇经八脉的作用就是把满溢的气血蓄积起来，不随同十二经脉流注，且十二经也不能再限制它，这样，就可以蓄血和调节十二经脉气血了。

奇经八脉讲解图

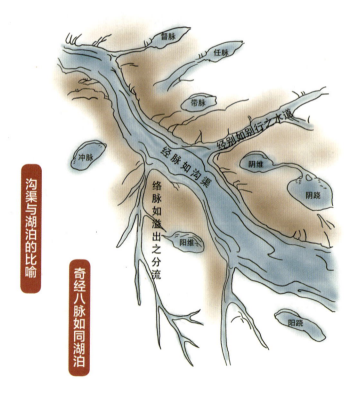

沟渠与湖泊的比喻

奇经八脉如同湖泊

督脉
任脉
带脉
经别如别行之水道
冲脉
阴维
经脉如沟渠
阴跷
络脉如溢出之分流
阳维
阳跷

❁　奇经八脉者，既不拘于十二经，皆何起何系也？然：阳维者，起于诸阳之会；阴维者，起于诸阴之交。阳维、阴维者，维络于身，溢蓄不能环流溉灌诸经者也。阳跷者，起于跟中，循外踝而上行，入风池。阴跷者，亦起于跟中，循内踝而上行，至咽喉，交贯冲脉。冲脉者，起于关元，循腹里直上，至咽喉中（一云：**冲脉者，起于气冲，并阳明之经，夹脐上行，至胸中而散也**）。督脉者，起于下极之输，并于脊里，循背上，至风府。冲脉者，阴脉之海也；督脉者，阳脉之海也。任脉者，起于胞门、子户，夹脐上行，至胸中（一云：**任脉者，起于中极之下，以上毛际，循腹里，上关元，至喉咽**）。带脉者，起于季肋（《难经》作季胁），回身一周。此八者，皆不系于十二经，故曰奇经八脉者也。

系：联属、连缀。

溢蓄：即盈溢有余，积蓄留滞的意思。

📝读书笔记

【白话译文】

　　奇经八脉，既然不限制在十二经内，那么它们的循行是从哪里起始，又延续到达哪些部位呢？答：阳维脉起于诸阳所交之处，阴维脉起于诸阴所交之处。阳维脉与阴维脉能够维系周身网络，二脉盈溢留蓄，不能环流灌溉于十二经中。阳跷脉起于足根部，沿足外踝而上行，入风池穴处。阴跷脉亦起于足根部，沿足内踝上行而至咽喉，交叉贯穿于冲脉的循行部位。冲脉从关元穴开始，沿腹中直上到达咽喉中间。督脉起于躯干最下部的会阴穴，沿着脊柱里面，上行到风府穴。冲脉为阴脉的总汇。督脉为阳脉的总汇。任脉是从胞门、子户穴开始，挟脐部两侧，向上而行，到达胸中。带脉是从季肋部开始，环绕腰部一周。这八种脉都不维系于十二经之内，所以被称为奇经八脉。

督脉的循行路线

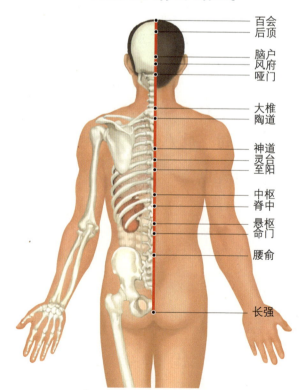

百会
后顶
脑户
风府
哑门
大椎
陶道
神道
灵台
至阳
中枢
脊中
悬枢
命门
腰俞
长强

读书笔记

奇经之为病何如？然：阳维维于阳，阴维维于阴。阴阳不能相维，怅然失志，容容（《难经》作溶溶）不能自收持（怅然者，其人惊，即维脉缓，缓即令身不能自收持，即失志、善忘、恍惚也）。阳维为病，苦寒热；阴维为病，苦心痛（阳维为卫，卫为寒热。阴维为荣，荣为血，血者主心，故心痛也）。阴跷为病，阳缓而阴急（阴跷在内踝，病即其脉急，当从内踝以上急，外踝以上缓）。阳跷为病，阴缓而阳急（阳跷在外踝，病即其脉急，其人当从外踝以上急，内踝以上缓）。冲之为病，逆气而里急（冲脉从关元至喉咽，故其为病逆气而里急）。督之为病，脊强而厥（督脉在背，病即其脉急，故令脊强也）。任之为病，其内苦结，男子为七疝，女子为瘕聚（任脉起于胞门、子户，故其病结为七疝、瘕聚）。带之为病，苦腹满，腰容容（《难经》作溶溶）若坐水中状（带脉者，回带人之身体，病即其脉缓，故令腰容容也）。此奇经八脉之为病也。

七疝：病名。中医认为疝气有七种，即冲疝、狐疝、㿉疝、厥疝、瘕疝、癀疝、癃疝（上述七疝出于《素问》，与后世所论七疝不同）。

瘕聚：指癥瘕与积聚一类的病证。

【白话译文】

奇经八脉发生病变的证候是怎样的？答：阳维脉是维系着全身属阳的经脉；阴维脉是维系着全身属阴的经脉。阴维脉和阳维脉不能起到相互维系的作用，就会使人感到精神恍惚、失去意志、体倦乏力，在动作上不能由自己控制。阳维脉发病，多属表证而见发热、恶寒。阴维脉发病，多为里证而见胸痹、心痛。阴跷发病，则见下肢阳侧外踝以上和缓，而阴侧内踝以上拘急。阳跷发病，则见下肢阴侧内踝以上和缓，而阳侧的外踝以上拘急。冲脉发病，则气从少腹上冲，腹中急痛。督脉发病，则会出现脊柱强直，甚至有昏厥的现象。任脉发病，则见腹内急结，男子易患七疝，女子多生癥瘕积聚。带脉发病，则腹中胀满，腰部无力，如同坐在水中一样而软弱发凉。

🌀 **诊得阳维脉浮者，䐜（zàn）起目眩，阳盛实，苦肩息，洒洒如寒。**

诊得阴维脉沉大而实者，苦胸中痛，胁下支满，心痛。

诊得阴维如贯珠者，男子两胁实，腰中痛；女子阴中痛，如有疮状。

诊得带脉，左右绕脐腹腰脊痛，冲阴股也。

䐜：猝然、突然。

✏️ 读书笔记

【白话译文】

诊得阳维脉象见浮脉，突然发生目眩，这是因阳气盛而实所致，病人喘息抬肩，洒洒有寒状。

诊得阴维脉象沉大而实的，病人胸中痛，胁下感觉胀满而心痛。

诊得阴维脉如一串滑动珠子的滑脉，在男子则两胁满实，腰部痛；在女子则阴中作痛，好像有疮毒一样。

诊得带脉有病，左右回绕着脐腹及腰脊作痛，引向股内侧近阴处。

  两手脉浮之俱有阳，沉之俱有阴，阴阳皆实盛者，此为冲、督之脉也。冲、督之脉者，十二经之道路也。冲、督用事则十二经不复朝于寸口，其人皆苦恍惚狂痴，不者，必当由豫，有两心也。两手阳脉浮而细微，绵绵不可知，俱有阴脉，亦复细绵绵，此为阴跷、阳跷之脉也。此家曾有病鬼魅风死，苦恍惚，亡人为祸也。

  诊得阳跷，病拘急；阴跷，病缓。

用事：当权。此为太过之意。

由豫：同犹豫，迟疑不决。

【白话译文】

两手脉象，轻按俱见阳脉，重按俱见阴脉，若阴、阳都出现实盛脉象，这是冲脉和督脉的征象。冲、督两脉是十二经通行的途径。如果属于奇经的冲、督二脉所主，那正经的十二脉不会朝于寸口，病人症见恍惚不定，如狂如痴。无上述症状者，也会有犹豫不决的心理。两手阳脉浮取细微，绵绵不绝，很难触知，同时重按均见阴脉，也是细小绵绵不断，这是阴跷、阳跷的脉象。这家应曾有患鬼魅的病及风病死亡的，病人精神恍惚不定，推测是死人为患所致。

诊得阳跷脉为病，证见拘急；诊得阴跷脉为病，证见弛缓。

尺寸俱浮，直上直下，此为督脉。腰背强痛，不得俯仰，大人癫病，小儿风痫。

脉来中央浮，直上下痛者，督脉也。动苦腰背膝寒，大人癫，小儿痫也，灸顶上三丸。正当顶上。

尺寸脉俱牢（一作犯），直上直下，此为冲脉。胸中有寒疝也。

脉来中央坚实，径至关者，冲脉也。动苦少腹痛，上抢心，有瘕疝，绝孕，遗矢溺，胁

风痫：痫病的一种，多因风痰而起，常突然发作而昏倒，伴有抽搐、目上视，时发时止是其特点。

三丸：此指艾灸三壮。古时一个艾炷称为一丸，灸一个艾炷称为一壮。

支满烦也。

横寸口边丸丸，此为任脉。苦腹中有气如指，上抢心，不得俯仰，拘急。

脉来紧细实长至关者，任脉也。动苦少腹绕脐，下引横骨，阴中切痛。取脐下三寸。

九九：圆滑端直的样子。

【白话译文】

脉尺部、寸部直上直下都是浮脉，这是督脉发病的征象。症状可见腰背部强直而痛，无法俯仰，在成人则患癫病，在小儿则是风痫病。

脉来时关部见浮脉，直上直下而痛，是督脉有病。腰背膝部寒冷，在成人为癫病，在小儿为痫病。灸头顶上三壮。

尺部、寸部脉直上直下皆有牢脉之象的，是冲脉有病。症状可见胸中有寒疝。

脉来中间坚实，直达关部的，是冲脉有病。症状可见少腹痛，上逆抢心，有瘕疝病，女子不孕，二便不禁，胁下胀满烦闷。

脉来横着寸口边，其状如珠丸，是任脉有病。症状可见腹中有气充斥，上逆抢心，无法俯仰，拘急不舒。

脉来紧细而实长至关部的，是任脉有病。症状可见少腹部痛绕到脐下并牵引至横骨，阴中剧痛，在脐下三寸处取穴进行治疗。

读书笔记

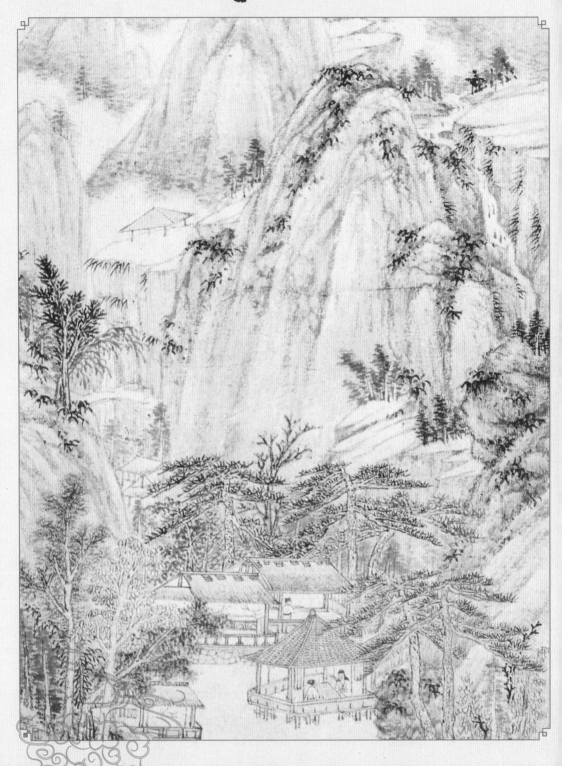

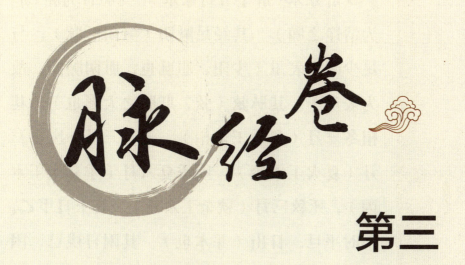

脉经卷

第三

名家带你读

本篇主要论述了肝与胆、心与小肠、脾与胃、肺和大肠、肾和膀胱的生理功能和相互关系，并从五行相克分析肝、心、脾、肺、肾所主的季节以及发生疾病的轻重预后。

一、肝胆部

肝象木（肝于五行象木），与胆合为腑（胆为清净之腑）。其经足厥阴（厥阴肝脉），与足少阳为表里（少阳，胆脉也，脏阴腑阳，故为表里）。其脉弦（弦，肝脉之大形也），其相冬三月（冬水王木相），王春三月，废夏三月（夏火王木废），囚季夏六月（季夏土王木囚），死秋三月（秋金王木死）。其王日甲乙，王时平旦、日出（并木也）。其困日戊己，困时食时、日昳（并土也）。其死日庚辛，死时晡时、日入（并金也）。其神魂（肝之所藏者魂），其主色，其养筋（肝气所养者筋），其候目（肝候出目，故肝实则目赤），其声呼，其色青，其臭臊（sāo）（《月令》云：其臭膻），其液泣（泣出肝），其味酸，其宜苦（苦，火味也），其恶辛（辛，金味），肝俞在背第九椎，募在期门（直两乳下二肋端）；胆俞在背第十椎，募在日月穴（在期门下五分）。

上新撰。（并出《素问》诸经。昔人撰集，或混杂相涉，烦而难了，今抄事要分别五脏各为一部。）

其臭臊：肝所主的气味为腥膻。

人体各部五行归类表

五行	木	火	土	金	水
五（六）气	风	暑（热）	湿	燥	寒
五季	春	夏	长夏	秋	冬
天干	甲、乙	丙、丁	戊、己	庚、辛	壬、癸
地支	寅、卯	巳、午	辰、戌、丑、未	申、酉	亥、子
五色	青	赤	黄	白	黑
五味	酸	苦	甘	辛	咸
五声	呼	言	歌	哭	呻
五臭	臊	焦	香	腥	腐
五志	怒	喜	思	悲	恐
五体	筋	脉	肉	皮	骨
五液	泪	汗	涎	涕	唾
五脏	肝	心（心包）	脾	肺	肾
六腑	胆	小肠（三焦）	胃	大肠	膀胱
十二经	足厥阴肝经、足少阳胆经	手少阴心经、手厥阴心包经	足太阴脾经、足阳明胃经、手太阳小肠经、手少阳三焦经	手太阴肺经、手阳明大肠经	足少阴肾经、足太阳膀胱经

【白话译文】

　　肝脏在五行中属木，与胆腑相互配合、依赖。其经脉为足厥阴经，与足少阳经互为表里。肝的正常脉象为弦脉。肝气得助于冬季三个月，旺盛于春季三个月，衰废于夏季三个月，囚闭于季夏，即农历六月，衰亡于秋季三个月。旺日为甲日、乙日，旺时为卯时。困日为戊日、己日，困时为辰时、未时。死日为庚日、辛日，死时为申时、酉时。

读书笔记

魂藏于肝，故其神主魂。其所主为色，肝藏血。其所养为筋。肝开窍于目，故可从目候察肝的病变。在五声中为呼，在五色中为青，在五气中为腥膻，在五液中为泣，在五味中为酸，其所喜的是苦味，其所恶的是辛味。肝的俞穴位于背部上第九椎棘突下左右旁开各一寸半，募穴位于两乳下二肋端的期门穴；胆的俞穴位于背上第十椎棘突下左右旁开各一寸半，募穴位于期门下五分的日月穴。

以上是新撰之文。

肝、胆的俞、募穴图

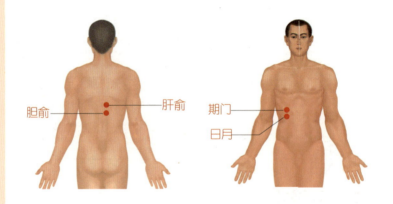

胆俞　肝俞　期门　日月

🌀**冬至之后得甲子。少阳起于夜半，肝家王。（冬至者，岁终之节。甲子日者，阴阳更始之数也。少阳，胆也，胆者，木也，生于水，故起夜半；其气常微少，故言少阳。云夜半子者，水也。）肝者，东方木（肝与胆为脏腑，故王**

冬至之后得甲子：冬至阴气极而一阳生。甲子，指甲子日，此为冬至后的第一个甲子日，为运历开始。

东方，应木行也），万物始生，其气来软而弱，宽而虚（春少阳气，温和软弱，故万物日生焉），故脉为弦（肝气养于筋。故其脉弦强，亦法木体强也）。软即不可发汗，弱即不可下。宽者开，开者通，通者利，故名曰宽而虚。（言少阳始起尚软弱，入荣卫腠理开通，发即汗出不止；不可下，下之而泄利不禁。故言宽虚、通利也。）春以胃气为本，不可犯也。（胃者，土也，万物禀土而生，胃亦养五脏，于肝王以胃气为本也。不可犯者，不可伤也。）

上四时经。

【白话译文】

冬至以后逢到的第一个甲子日，少阳之气起于夜半子时，为肝经当旺之时。肝在五行属木，位应东方。肝之脏气旺于春季，这时万物刚开始生长，生发之气常微弱，人应生发之气，故脉气来时温和软弱，宽虚通利，因此脉呈弦象。脉软不可用汗法，脉弱不可用下法。春得宽则汗、开、通、利均能正常而不壅滞，因此称为宽而虚。春令以胃气为本，当养护胃气，不可损伤耗散胃气。

以上是论四时脉象之经文。

读书笔记

黄帝问曰：春脉如弦，何如而弦？岐伯曰：春脉肝也，东方木也，万物之所以始生也，故其气来濡弱轻虚而滑，端直以长，故曰弦。反此者病。黄帝曰：何如而反？岐伯曰：其气来实而强，此谓太过，病在外；其气来不实而微，此谓不及，病在中。黄帝曰：春脉太过与不及，其病皆何如？岐伯曰：太过则令人善忘（忘当作怒），忽忽眩冒而癫疾；不及则令人胸胁痛引背，下则两胁胠满。黄帝曰：善。

癫疾：又称巅疾，泛指头部的疾病，多指各种头痛。

【白话译文】

黄帝问：春时的脉象如弦，怎样才算弦？岐伯回答：春脉主应肝脏，属东方之木。在这个季节里，万物开始生长，因此脉气来时软弱轻虚而滑，端直而长，所以叫作弦，若违反了这种现象，就是病脉。黄帝问：怎样算是违反呢？岐伯回答：其脉气来实而有力，这叫作太过，主病在外；如脉来不实而微弱，这叫作不及，主病在里。黄帝问：春脉太过与不及，发生的病变怎样？岐伯回答：春季脉象太过时，会出现健忘，视物模糊，眩晕，出现头部疾病等；春季脉象不及时，会出现胸部疼痛，疼痛直至背下，两胁胀满。黄帝道：讲得对！

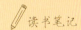
读书笔记

四时脉象太过与不及的表现

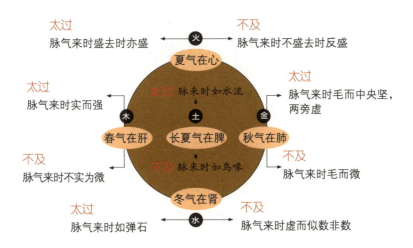

四时脉象太过与不及的病位

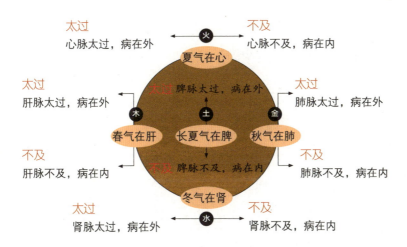

招招：柔和起
伏的样子。

🌀 **肝脉来濡弱招招，如揭竿末梢，曰平**（《**巢源》云：绰绰如按琴瑟之弦，如揭长竿曰平**）。**春以胃气为本。肝脉来盈实而滑，如循长竿，曰肝病。肝脉来急而益劲，如新张弓弦，曰肝死。**

真肝脉至，中外急，如循刀刃，责责然（《巢源》云：赜赜然），如按琴瑟弦，色青白不泽，毛折，乃死。

春胃微弦曰平，弦多胃少曰肝病；但弦无胃曰死。有胃而毛，曰秋病；毛甚，曰今病。

【白话译文】

肝脏的正常脉象，柔软而弦长，如长竿之末梢一样柔软摆动，这是肝的平脉。春季以胃气为根本。如果出现脉搏充盈滑利，就像摸一根长竹竿的末梢，这是肝脏发生病变之象。如果出现脉搏弦硬劲急，就像张开的弓弦，这是肝脏死亡之象。

肝脏的真脏脉象，浮取和沉取都劲急有力，就像摸刀口一样硬而锐利可怕或像按绷得很紧的琴瑟弦，病人面色青白无光泽，须发焦枯断折，即将死亡。

春季时，脉搏应当从容、柔和、滑利中又有弦象，这是胃气正常的脉象。如果弦象比较突出，从容、柔和、滑

读书笔记

利之象不充足，是因为肝脏发生了病变。如果弦象强劲、急促，并且没有从容、滑利、柔和之象，就是"没有胃气的脉象"，这样就会死亡。春季的脉搏从容、柔和、滑利，并且微弦中又有轻浮之象，到了秋季就容易生病，如果轻浮之象特别突出，现时就会生病。

🌀 **肝藏血，血舍魂。悲哀动中则伤魂，魂伤则狂妄不精，不敢正当人（不精不敢正当人，一作其精不守，令人阴缩）。阴缩而筋挛，两胁骨不举，毛悴色夭，死于秋。**

　　春肝木王，其脉弦细而长，名曰平脉也。反得浮涩而短者（《千金》云：微涩而短），是肺之乘肝，金之克木，为贼邪，大逆，十死不治。（一本云：日、月、年数至三，忌庚辛。）反得洪大而散者（《千金》云：浮大而洪），是心之乘肝，子之扶母，为实邪，虽病自愈。反得沉濡而滑者，是肾之乘肝，母之归子，为虚邪，虽病易治。反得大而缓者，是脾之乘肝，土之陵木，为微邪，虽病即差。

　　肝脉来濯濯（zhuó zhuó）如倚竿，如琴瑟之弦，再至，曰平；三至，曰离经，病；四至，脱精；五至，死；六至，命尽。足厥阴脉也。

濯濯：盛疾的样子。

离经：违背正常规律。

【白话译文】

血藏于肝，魂居于肝血之中。因悲伤过度而伤肝及所藏之魂，魂伤则使人狂言妄语，神志不精明，不敢正面见人，进而前阴萎缩，筋脉拘挛，两胁骨陷下而不起，毛发断落，气色苍白，到秋季金旺时就会受克而死。

春天肝木当旺，脉见弦细而长，称为平脉。假使反得浮涩而短的脉象，是肺乘肝，即金来克木，谓之贼邪，这是大为反常的十死不治之脉。假使反得洪大而散的脉象，是主心乘肝，即子来扶母，谓之实邪，即使得了病也可以自然痊愈。假使反得沉濡而滑的脉象，是肾乘肝，即母来归子，谓之虚邪，即使得了病，治疗也容易。假使反得大而缓的脉，是主脾乘肝，即土来凌木，谓之微邪，即使得了病也很轻。

肝脉来时盛疾而长，像倚着长竿，按着琴瑟的弦索一样，一呼两至为平脉，三至为离经，则病；四至为脱精，五至为死脉，六至则命绝。这就是足厥阴的脉象。

肥气：古指肝积，五积病之一。表现为瘀血内积，新血不生。

水瘕痹：指水积于胸下而结聚成形，并见小便不利的症状。

🌀 **肝脉急甚，为恶言；微急，为肥气，在胁下若覆杯。缓甚为善呕；微缓为水瘕痹。大甚为内痈，善呕衄；微大，为肝痹，阴缩，咳引少腹。小甚为多饮；微小为消瘅。滑甚为癫疝；微滑为遗溺。涩甚为淡饮；微涩为瘛疭挛筋。**

足厥阴气绝则筋缩，引卵与舌。厥阴者，肝脉也。肝者，筋之合也。筋者，聚于阴器而脉络于舌本。故脉弗营则筋缩急，筋缩急则引舌与卵。故唇青、舌卷、卵缩，则筋先死。庚笃辛死，金胜木也。

肝死脏，浮之脉弱，按之中如索不来，或曲如蛇行者，死。

上《素问》《针经》，张仲景。

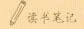

死脏：是脏气将绝而出现的一种真脏脉，出现这样的脉象为预后不良之征，因而称为"死脏"。

【白话译文】

肝脉急甚为肝气旺盛，恶语伤人，易怒少喜；肝脉微急为肝气积于胁下所致的肥气病，其状隆起如肉，又好像倒扣着的杯子。肝脉缓甚为热气上逆，会出现时时呕吐；肝脉微缓为水积胸胁而小便不利的水瘕痹病。肝脉大甚为肝气郁盛而内发痈肿，会出现经常呕血和衄血；肝脉微大则为肝痹病，其病会出现阴器收缩，咳嗽时牵引小腹部作痛。肝脉小甚为血少而口渴多饮；肝脉微小为阴虚血燥，故发消瘅病。肝脉滑甚为热壅于经，会出现阴囊肿大的癫疝病；肝脉微滑为肝火在下，故发遗尿病。肝脉涩甚为气血阻滞，是水湿溢于肢体的溢饮病；肝脉微涩为气血不足，筋脉拘挛不舒，会出现抽搐或挛急的筋痹病。

足厥阴经气绝，筋脉收缩牵引睾丸与舌本。足厥阴经

📖 读书笔记

属肝脉，合于筋，筋于阴器会聚，而脉络系于舌本，所以脉不营濡则筋见缩急，筋缩急则引舌与卵。故见口唇青，舌卷卵缩之症，则说明筋先失去作用。庚日病重，辛日死，这是由于金克木的缘故。

肝脏死脉为轻按脉弱，中取似索而不应，屈曲像蛇走行一样的，属死证。

以上出自《素问》《针经》以及张仲景之文。

二、心小肠部

🌀 心象火，与小肠合为腑（**小肠为受盛之腑也**）。其经手少阴（**手少阴心脉也**），与手太阳为表里（**手太阳小肠脉也**）。其脉洪（**洪，心脉之大形**），其相春三月（**木王火相**），王夏三月，废季夏六月，囚秋三月（**金王火囚**），死冬三月（**水王火死**）。其王日丙丁，王时禺中、日中；其困日庚辛，困时晡时、日入；其死日壬癸，死时人定、夜半。其藏神（**心之所藏者神也**），其主臭，其养血（**心气所养者血**），其候舌，其声言（**言由心出，故主言**），其色赤，其臭焦，其液汗，其味苦，其宜甘（**甘，脾味**

也），其恶咸（咸，肾味也）。**心俞在背第五椎**（或云第七椎），**募在巨阙**（在心下一寸），**小肠俞在背第十八椎，募在关元**（脐下三寸）。

上新撰。

【白话译文】

心在五行中属火，与小肠腑相互配合、依赖。其经脉为手少阴经，同手太阳经互为表里。其脉洪大，心气得助于春季三个月，旺盛于夏季三个月，衰废于季夏六月，囚闭于秋季三个月，衰亡于冬季三个月。旺日为丙日、丁日；旺时为巳时、午时；困日为庚日、辛日；困时为申时、酉时；死日为壬日、癸日；死时为亥时、子时。心藏神。其所主为臭（气）。其所养为血。心开窍于舌，因此心的病变可以通过舌来候察。在五声中为言，在五色中为赤，在五臭中为焦，在五液中为汗，在五味中为苦，其所喜的是甘味，其所恶的是咸味。心的俞穴位于背上第五椎棘突下左右旁开各一寸半，募穴位于心下一寸巨阙穴；小肠的俞穴位于背上第十八椎棘突下左右旁开各一寸半，募穴位于脐下三寸关元穴。

以上是新撰之文。

心、小肠的俞、募穴图

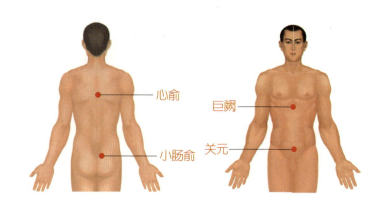

心俞

巨阙

小肠俞

关元

心者南方火（心主血，其色赤，故以夏王于南方，应火行）。万物洪盛，垂枝布叶，皆下垂如曲，故名曰钩。（心王之时，太阳用事，故草木茂盛，枝叶布舒，皆下垂曲。故谓之钩也。）心脉洪大而长，洪则卫气实，实则气无从出。（脉洪者卫气实，卫气实则腠理密，密则气无从出。）大则荣气萌，萌洪相薄，可以发汗，故名曰长。（荣者血也，萌当为明字之误耳，血王故明且大也。荣明卫实，当须发动，通其津液也。）长洪相得，即引水浆，溉灌经络，津液皮肤。（夏热阳气盛，故其人引水浆，润灌肌肤，以养皮毛，犹草木须雨泽以长枝叶。）太阳洪大，皆是母躯，幸得戊己，用牢根株。（太阳夏火，春木为其母。阳得春始生，名曰少阳。到夏洪盛，名曰太阳，故言是母躯也。戊己土也，土为火子，火王即土相，故用牢根株也。）阳气上出，汗见于头。五月枯薜，胞中空虚，医反下之，此为重虚也。（月当为内，薜当为干，枯燥也。皆字误耳。内字似月，由来远矣，遂以传焉。人头者，诸阳之会。夏时饮水浆，上出为汗，先从头流于身躯，以实其表，是以五内干枯，燥则胞中空虚，津液少也。胞者膀胱，津液之腑也。愚医不晓，故反下之，令重虚也。）脉浮有表无里，阳无所使。（阳盛脉浮，宜发其汗，而反下之，损于阴气。阳为表，阴为里。《经》言：阳为阴使，阴为阳守，相须而行。脉浮，故无里也。治之错逆，故令阴阳离别，不能复相朝使。）不但危身，并中其母。（言下之，不但伤心，并复中肝。）

上四时经。

【白话译文】

心在五行属火，位应南方。心之脏气旺于夏季，此时万物生长茂盛，枝繁叶茂，皆舒展而曲下，所以心脉取象为钩。心脉洪大而长，洪表明卫气实，卫实则腠理致密，精气不漏。大说明荣气强，实、强相迫，可以发汗，所以称为长。长、洪相结合，表明夏天候热，阳气盛，就要引水浆以灌溉经络，浸润皮肤。心脉到夏洪盛称为太阳，为洪大太阳本脉，得自母体之春木。火旺则土相，所以喜得土培，目的在于使根株牢固。人体阳气向上行，蒸腾体内阴液外出，所以汗出于头部。五月是阳气旺盛的时候，阳盛则更致汗出而使津液枯燥，引起胞中空虚，是津液少的缘故，医者不知而反下之，则犯虚虚之戒。又阳盛脉浮，有表证而无里证，单表之证，阳无所附，所谓阳为阴使，阴为阳守，本相须而行，治错反助其相离。不但危及本身，而且使肝脏受损。

以上是论四时脉象的经文。

🌀 **黄帝问曰：夏脉如钩，何如而钩？岐伯曰：夏脉心也，南方火也，万物之所以盛长也。故其气来盛去衰，故曰钩，反此者病。黄帝曰：何如而反？岐伯曰：其气来盛去亦盛，此谓太过，病在外；其来不盛去反盛，此谓不及，病**

读书笔记

在中。黄帝曰：夏脉太过与不及，其病皆何如？岐伯曰：太过则令人身热而肤痛，为浸淫；不及则令人烦心，上见咳唾，下为气泄。帝曰：善。

浸淫：此指浸淫疮。初生甚小如枣米，瘙痒无时，蔓延不止，挠抓后渗出黄水，浸淫成片为特征。

【白话译文】

黄帝问：夏时的脉象如钩，怎样才算钩？岐伯回答：夏脉主应心脏，属南方之火，在这个季节里，万物生长茂盛，因此脉气来时充盛，去时轻微，犹如钩之形象，所以叫作钩脉，假如违反了这种现象，就是病脉。黄帝问：怎样算是违反呢？岐伯回答：其脉气来时盛去时亦盛，叫作太过，主病在外；如脉气来时不盛，去时反充盛有余，叫作不及，主病在里。黄帝问：夏脉太过与不及，发生的病变是怎样的？岐伯回答：夏脉太过会使人身体发热，皮肤痛，热邪浸淫成疮；夏脉不及会使人心虚作烦，上部出现咳嗽涎沫，下部出现矢气下泄。黄帝道：讲得对！

心脉来累累如连珠，如循琅玕 (láng gān)，曰平。夏以胃气为本。心脉来，喘喘（《甲乙》作累累）连属，其中微曲，曰心病。心脉来前曲后居，如操带钩，曰心死。

琅玕：是滑润的美玉，形容像珠子一样。

真心脉至，坚而搏，如循薏苡子，累累然，其色赤黑不泽，毛折，乃死。

夏胃微钩曰平，钩多胃少曰心病，但钩无胃曰死。胃而有石曰冬病，石甚曰今病。

【白话译文】

正常的心脏脉象，圆润像珠子一样，相贯而至，又像抚摸琅玗美玉一样的柔滑，这是心脏的平脉。夏季以胃气为根本。如果出现脉搏急促相连，像喘气一样，并有微曲之象，这是心脏有病变。如果出现脉搏前曲后居，如同手持带钩一样，这是心脏死亡之象。

心脏的真脏脉象，坚硬而搏指有力，就像按薏苡仁一样圆滑，病人面色红中带暗黑且无光泽，须发枯焦断折，就是要死亡了。

夏季时，脉搏应当从容、柔和、滑利中又有洪象，这是有胃气的正常脉象；如果钩脉之象比较突出，而从容、柔和、滑利之象不明显，是心脏有病变；如果只有钩脉之象，却无从容、柔和、滑利之象，就是"没有胃气的脉象"，这样就会死亡。夏季时，脉搏从容、柔和、滑利，同时洪中又有沉象，到了冬季时就很容易生病，如果沉象特别突出，现时就会生病。

🌀 **心藏脉，脉舍神。怵惕思虑则伤神，神伤则恐惧自失，破䐃（jiǒng）脱肉，毛悴色夭，死于冬。**

破䐃脱肉：症状名。是指肌肉萎缩，肢体上本该看到的肌肉隆起完全消失的表现。

死于冬：按五行配属，心属火，冬季为水，而水克火，心气在冬季受克更为虚弱，属于心的病证就会加重，如果不能耐受，将会死亡。

夏心火王，其脉洪（《千金》作浮大而洪）大而散，名曰平脉。反得沉濡而滑者，是肾之乘心，水之克火，为贼邪，大逆，十死不治。（一本云：日、月、年数至二，忌壬癸。）反得大而缓者，是脾之乘心，子之扶母，为实邪，虽病自愈。反得弦细而长者，是肝之乘心，母之归子，为虚邪，虽病易治。反得浮（《千金》浮作微）涩而短者，是肺之乘心，金之陵火，为微邪，虽病即差。

心脉来累累如贯珠滑利，再至，曰平；三至，曰离经，病；四至，脱精；五至，死；六至，命尽。手少阴脉。

【白话译文】

心脏主血脉，神依附在心脏之血脉中。因惊恐过度或思虑太多而伤心及所藏之神，神伤则恐慌畏惧而难以自控。长此以往则肌肉萎缩、凹陷，毛发断落，气色苍白，到冬季水旺时就会受克而死。

夏天心火旺，脉见洪大而散，称为平脉。假使反得沉濡而滑的脉，是主肾乘心，即水来克火，称为贼邪，这是大为反常的脉象，十死不治。假使反得大而缓的脉，是主脾乘心，即子来扶母，谓之实邪，即使得病也可自然痊愈。

读书笔记

假使反得弦细而长的脉，是主肝乘心，即母来归子，谓之虚邪，即使得病也容易治愈。假如反得浮涩而短的脉，是主肺乘心，即金来凌火，谓之微邪，即使有病，也能很快痊愈。

心脉来时连续不断，如联珠样滑利，一呼两至为无病；一呼三至脉离其常度，谓之离经，为病脉；一呼四至精气耗散，谓之脱精；一呼五至为死脉；一呼六至为命绝难救。这些是手少阴心经的脉象。

五脏所藏

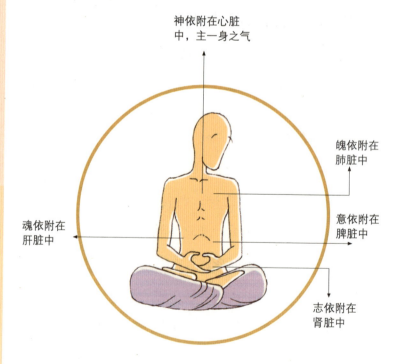

神依附在心脏中，主一身之气

魄依附在肺脏中

意依附在脾脏中

魂依附在肝脏中

志依附在肾脏中

心脉急甚，为瘛疭；微急，为心痛引背，食不下。缓甚为狂笑；微缓，为伏梁，在心下，上下行，时唾血。大甚，为喉介；微大，为心痹引背，善泪出。小甚，为善哕；微小，为消瘅。滑甚，为善渴，微滑，为心疝引脐，少腹鸣；涩甚，为瘖；微涩，为血溢，维厥，耳鸣，巅疾。

手少阴气绝则脉不通。少阴者，心脉也。心者，脉之合也。脉不通则血不流，血不流则发色不泽，故其面黑如漆柴者，血先死。壬笃癸死，水胜火也。

心死脏，浮之脉实，如豆麻击手，按之益躁疾者，死。

上《素问》《针经》，张仲景。

【白话译文】

心脉急甚的为寒伤血脉，会发生筋脉痉挛牵引的病；心脉微急的为邪微，会出现心痛牵引后背，饮食不下。心脉缓甚的为心气热，会出现神散而狂笑不止的症状；心脉微缓的为气血凝滞成形，可出现伏于心胸之下的伏梁病，其气上下窜行，能升能降，有时出现唾血。心脉大甚的为心火上炎，可出现喉中如有物阻而梗死不利；心脉微大的为心脉不通的心痹，可出现心痛牵引肩背，心脉上连目系，

伏梁：病名，指心下的积聚，属五脏积病之一。

喉介：形容喉中如有物梗阻的感觉。

维厥：手足厥冷的意思。

✎ 读书笔记

会出现时时流出眼泪。心脉小甚的为阳气虚，可出现胃寒气上逆，呃逆时作；心脉微小的为血少津枯，故发消瘅病。心脉滑甚的为阳盛有热，血热而燥，会出现时时口渴；心脉微滑的为热在下，会出现热在于下的心疝牵引脐痛，并有小腹部肠鸣。心脉涩甚的为心气少，病人声音暗哑而不能说话；心脉微涩的会有血溢而出现吐血、衄血、四肢厥冷、耳鸣和头部疾病。

手少阴心经之经气竭绝，会使血脉不通。手少阴经是心脏的经脉，而心脏与血脉相配合。血脉不通，会使血液不能流行，血流不畅则面色失去润泽。倘若病人的面色暗黑，好像烧焦的木炭一样，就表明其营血已经先行衰败了。这种病症，逢壬日变得严重，逢癸日人就会死亡。这都是因为壬、癸属水，心属火，而水能克火。

心脏死脉，轻按脉实，像豆麻击手，按之更见躁动而疾的，属死证。

以上出自《素问》《针经》以及张仲景之文。

三、脾胃部

🌀 **脾象土，与胃合为腑（胃为水谷之腑）。其经足太阴（太阴，脾之脉也），与足阳明为表里（阳明胃脉）。其脉缓（缓，脾脉之大形也），其相夏三月（火王土相），王季夏六月，**

废秋三月，囚冬三月，死春三月。其王日戊己，王时食时、日昳；困日壬癸，困时人定、夜半；其死日甲乙，死时平旦、日出（并木时也）。其神意，其主味，其养肉，其候口，其声歌，其色黄，其臭香，其液涎，其味甘，其宜辛，其恶酸。脾俞在背第十一椎，募在章门（季肋端是）。胃俞在背第十二椎，募在太仓。

上新撰。

太仓：中脘穴的别名。

【白话译文】

脾脏在五行中属土，与胃腑相互配合、依赖。其经脉为足太阴经，与足阳明经互为表里。脾的正常脉象为缓脉。脾气得助于夏季三个月，旺盛于季夏即农历六月，衰废于秋季三个月，囚闭于冬季三个月，衰亡于春季三个月。旺日为戊日、己日，旺时为辰时、未时。困日为壬日、癸日，困时为亥时、子时。死日为甲日、乙日，死时为寅时、卯时。意藏于脾，故其神主意。脾主味。肌肉的营养来自脾。脾开窍于口，口可以候察脾的病变。其在五声中为歌，在五色中为黄，在五臭中为香，在五液中为涎，在五味中为甘，所喜的是辛味，所恶的是酸味。脾的俞穴位于背部第十一椎棘突下旁开各一寸半，募穴位于季肋端章门穴；胃的俞穴位于背部第十二椎棘突下旁开各一

读书笔记

寸半，募穴位于中脘穴。

以上是新撰之文。

脾、胃的俞、募穴图

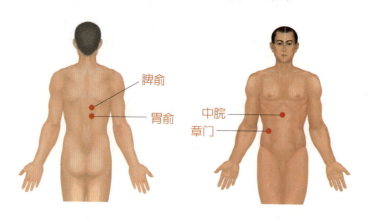

脾者土也。敦而福，敦者，厚也，万物众色不同（脾主水谷，其气微弱，水谷不化。脾为土行，王于季夏，土性敦厚，育养万物。当此之时，草木备具，枝叶茂盛，种类众多，或青、黄、赤、白、黑色，各不同矣）。故名曰德福者广（土生养万物，当此之时，脾则同禀诸脏，故其德为广大）。万物悬根住茎，其叶在巅，蛕蚕蠕动，蚑蠕喘息，皆蒙土恩（悬根住茎，草木之类也。其次则蛾蚋几微之虫，因阴阳气

读书笔记

变化而生者也。喘息，有血脉之类也。言普天之下，草木昆虫，无不被蒙土之恩福也）。德则为缓，恩则为迟，故令太阴脉缓而迟，尺寸不同（太阴脾也，言脾王之时脉缓而迟。尺寸不同者，尺迟而寸缓也）。酸咸苦辛，大（一作太）沙（一作涉，又作妙）而生，互行其时，而以各行，皆不群行，尽可常服（肝酸、肾咸、心苦、肺辛涩，皆四脏之味也。脾主调和五味以禀四脏，四脏受味于脾，脾王之时，其脉沙一作涉，又作妙，达于肌肉之中，互行人身躯，乃复各行，随其四肢，使其气周匝，荣诸脏腑，以养皮毛，皆不群行至一处也。故言尽可常服也。）土寒则温，土热则凉（冬阳气在下，土中温暖。夏阴气在下，土中清凉。脾气亦然）。土有一子，名之曰金，怀挟抱之，不离其身。金乃畏火，恐热来熏，遂弃其母，逃归水中，水自金子，而藏火神，闭门塞户，内外不通，此谓冬时也（阳气在中，阳为火行，金性畏火，故恐熏之，金归水中而避火也。母子相得益盛。闭塞不通者，言水气充实，金在其中，此为强固，火无复得往克之者，神密之类也）。土亡其子，其气衰微，水为洋溢，浸渍为池（一作其地）。走击皮肤，面目浮肿，归于四肢（此为脾之衰损。土以防水，今土弱而水强，故水得陵之而妄行）。愚医见水，直往下之，虚脾空胃，水遂居之，肺为喘浮（脾胃已病，宜扶养其气，通利水道。愚医不晓而往下之，此为重伤，水气遂更陵之，上侵胸中，肺得水而浮，故言喘浮）。肝反畏肺，故下沉没（肺金肝木，此为相克，肺浮则实，必复克肝，故畏之沉没于下）。下有荆棘，恐伤其身，避在一边，以为水流（荆棘，木之类。肝为木，今没在下，则为荆棘。其身，脾也。脾为土，土畏木，是以避在下一边，避木也。水流者，水之流路也。土本克水而今微弱，又复触木，无复制水，故水得流行）。心衰则伏，肝微则沉，故令脉伏而沉（心火肝木，火则畏水而木畏金，金水相得，其气则实，克于肝心，故令二脏衰微，脉为沉伏也）。工医来占，固转孔穴，利其溲便，遂通水道，甘液下流。亭其阴阳，喘息则微，汗出正流。肝著其根，心气因起，阳行四肢，肺气亭亭，喘息则安（转孔穴者，诸脏之荣并

占：诊候。此为诊查测候疾病。

亭亭：安静的样子。此言肺气安定调和之状。

转治其顺。甘液，脾之津液。亭其阴阳，得复其常所，故荣卫开通，水气消除，肝得还著其根株。肝心为母子，肝著则心气得起，肺气平调，故言亭亭，此为端好之类）。**肾为安声，其味为咸**（肺主声，肾为其子，助于肺，故言安声。咸，肾味也）。**倚坐母败，泻臭如腥**（金为水母，而归水中，此为母往从子，脾气反虚，五脏犹此而相克贼，倚倒致败宅泻臭而腥，故云然也）。**土得其子，则成为山。金得其母，名曰丘矣。**

上四时经。

【白话译文】

脾属土，土性敦厚而造福万物，养育着种类众多、色彩不一的万物，所以其德广大。诸凡万物草木之类，不论悬根而生，或住茎而长，其叶亦随之而生。昆虫的呼吸与蠕动，草木培植与生长，二者皆受土之福泽。在万物方面，因有所"得"而为"德"，在"地""土"方面，因有所"赐"而为"恩"。地属阴，土性敦厚而温柔，具有厚德载物、育养万物的作用，所赐缓缓，则所得者徐徐，所以太阴脾脉的性质有缓有迟。尺寸随之不同，因此寸脉缓而尺脉迟。酸、咸、苦、辛四脏之味，皆禀受脾土而生，各

读书笔记

随其行，荣诸脏腑，并不群行至一处，所以四脏之味皆可常服。冬时阳气下存，气候反寒，而土中温暖，夏时阴气下存，气候反热，而土中清凉。土生金，土与金是母子关系，怀抱提携，密切不离。火刑金，金怕火热来熏，于是弃其母，就其子，逃归水中。金水相生，收藏火神，例如隆冬时节，闭门塞户，内外不通，即人身阳气闭藏的含义。土失了金，其气表现衰微。土既衰微溢，淹没地面，沉浸出水犹如水池一样。这样泛滥的水，从内向外，刺激皮肤，面目就会水肿；归于四肢，则四肢肿胀。一般的医生，只知见水泄水，以致脾胃更空虚。然水聚而上凌于肺，则发为喘浮。肺实必复克肝，故畏之沉没于下。肝沉在下如荆棘之木，脾气畏克，失其正位，则无法制水。水得流行，以克心火，肝木畏金，金水相得其气则实，克于肝心，故令二脏衰微，脉为沉伏。高明的医生诊病时，转换孔穴，通利其便，水道遂通，脾胃的津液得以通调，使其阴阳平衡，则喘息减轻，汗出正常。土能制水，则水气就会消除，肾气得治，肾水可生肝木，肝得水之而滋润，还着其根，木生火，心气因之而振作，阳气得益于四肢运行。肺主气，气平则喘息安。肾为肺之子，子能助母，肺声得以安，肾味为咸。假如金畏火克，下逃水中，金水相倚，而脾又失子之助，其气乃虚，五脏因此互相克贼，倚靠致败，水浊不流，则洿积为池，

读书笔记

又腥又臭。脾土为母，肺金为子，好像山与丘的关系，山大而丘小，山为丘之母，土得金之助，则积丘成山。反之，肺金得脾母的相倚，则散落成丘。

以上是论四时脉象的经文。

> 🌀 **黄帝曰：四时之序，逆顺之变异也，然脾脉独何主？岐伯曰：脾者土也，孤脏以灌四傍者也。曰：然则脾善恶可得见乎？曰：善者不可见，恶者可见。曰：恶者何如？曰：其来如水之流者，此谓太过，病在外；如鸟之喙，此谓不及，病在中。太过则令人四肢沉重不举；其不及，则令人九窍壅塞不通，名曰重强。**

孤脏：指脾脏。心、肝、肺、肾四脏之脉各主四时中之一时，惟脾脉不得独主，故称之。

【白话译文】

黄帝问：春夏秋冬四时的脉象，有逆有顺，其变化各异，但独未论及脾脉，究竟脾脉主何时令？岐伯回答：脾脉属土，位居中央为孤脏，转化精气灌溉四方。黄帝问：脾脉的正常与异常可以得见吗？岐伯回答：正常的脾脉不可见，有病的脾脉是可见的。黄帝问：有病的脾脉是怎样的？岐伯回答：其来如水之流散，叫作太过，主病在外；其来尖锐如鸟之喙，叫作不及，主病在里。太过会使人四肢沉重不能举动，不及则使人九窍不通，名叫重强。

📝 读书笔记

🌀 脾脉来而和柔相离，如鸡足践地，曰平。长夏以胃气为本。脾脉来实而盈数，如鸡举足，曰脾病。脾脉来坚兑，如鸟之喙，如鸟之㖀，如屋之漏，如水之溜，曰脾死。

真脾脉至，弱而乍疏乍散（一作数），色青黄不泽，毛折，乃死。

长夏胃微濡弱，曰平。弱多胃少，曰脾病；但代无胃，曰死。濡弱有石，曰冬病；石甚，曰今病。

距：泛指鸟的爪。以此喻脉来尖锐而不流利。

代：指软弱之极而无胃气之脉。

【白话译文】

正常的脾脏脉象，从容和缓，至数匀净分明，好像鸡足缓缓落地一样轻缓而从容不迫，这是脾的平脉。长夏以胃气为本，脉当和缓。如果出现脉搏坚实、充实且急促，就像鸡迅速地提脚，这是脾脏发生病变。如果出现脉搏尖锐而硬，就像鸟的嘴，像鸟的爪子，像屋漏时水滴落，像水流逝，这是脾脏死亡。

脾脏的真脏脉象，软弱而忽快忽慢，病人面色黄中带青且无光泽，须发焦枯断折，为死亡之象。

长夏季节时，脉搏应当从容、柔和、滑利而又平缓，这是有胃气的正常脉象；如果软弱之象比较突出，而从容、柔和、滑利之象不明显，是脾脏有病变；如果特别软弱甚至失去了从容、柔和、滑利之象，就是"没有胃气的脉象"，

读书笔记

这样病人就可能死亡。长夏季节时，脉搏从容、柔和、滑利，并且软弱中又有沉象，病人到了冬季时就容易生病，如果沉象特别突出，现时就会生病。

四时五脏脉象常异的对照

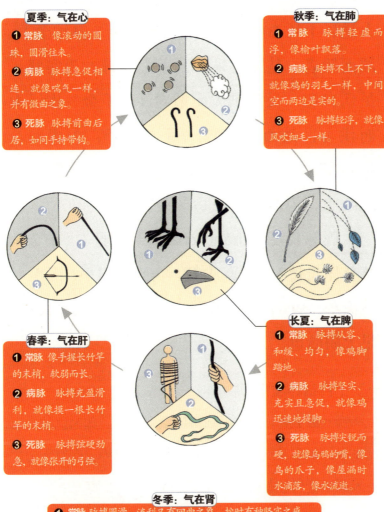

夏季：气在心
❶ 常脉　像滚动的圆珠，圆滑往来。
❷ 病脉　脉搏急促相连，就像喘气一样，并有微曲之象。
❸ 死脉　脉搏前曲后居，如同手持带钩。

秋季：气在肺
❶ 常脉　脉搏轻虚而浮，像榆叶飘落。
❷ 病脉　脉搏不上不下，就像鸡的羽毛一样，中间空而两边是实的。
❸ 死脉　脉搏轻浮，就像风吹细毛一样。

春季：气在肝
❶ 常脉　像手握长竹竿的末梢，软弱而长。
❷ 病脉　脉搏充盈滑利，就像摸一根长竹竿的末梢。
❸ 死脉　脉搏弦硬劲急，就像张开的弓弦。

长夏：气在脾
❶ 常脉　脉搏从容、和缓、均匀，像鸡脚踏地。
❷ 病脉　脉搏坚实、充实且急促，就像鸡迅速地提脚。
❸ 死脉　脉搏尖锐而硬，就像乌鸦的嘴、像鸟的爪子、像屋漏时水滴落、像水流逝。

冬季：气在肾
❶ 常脉　脉搏圆滑、流利又有回曲之象，按时有种坚实之感。
❷ 病脉　脉搏像牵引葛藤一样，脉体坚硬。
❸ 死脉　脉搏如绳索突然脱落或如手指弹石那样坚硬。

📝 读书笔记

❥ 脾藏荣，荣舍意，愁忧不解则伤意，意伤则闷乱，四肢不举，毛悴色夭，死于春。

六月季夏建未，坤未之间土之位，脾王之时。其脉大，阿阿而缓，名曰平脉。反得弦细而长者，是肝之乘脾，木之克土，为贼邪，大逆，十死不治。反得浮（《千金》浮作微），涩而短者，是肺之乘脾，子之扶母，为实邪，虽病自愈。反得洪大而散者（《千金》作浮大而洪），是心之乘脾，母之归子，为虚邪，虽病易治。反得沉濡而滑者，肾之乘脾，水之陵土，为微邪，虽病即差。

脾脉苌苌（cháng cháng）而弱（《千金》苌苌作长长），来疏去数，再至，曰平；三至，曰离经，病；四至，脱精；五至，死；六至命尽。足太阴脉也。

阿阿：柔和的样子。

苌苌：脉长的样子。

✏ 读书笔记

【白话译文】

营气藏于脾，意依附在脾脏之营气中。脾因忧愁而无法解脱，则伤及所藏之意，意伤则心胸憋闷，四肢无力，毛发断落，气色苍白，到春季木旺时就会受克而死。

六月季夏月建在未，坤未中间，属土位，正值脾脉当旺的时候，其脉大而和缓，称为平脉。假使反得弦细而长的脉，乃肝乘脾，木来克土的缘故，谓之贼邪，这是大为反常的，十死不治。假使反得浮涩而短之脉，是主肺乘脾，即子来扶母，谓之实邪，即使得了病，也可不治自愈。假使反得洪大而散之脉，是主心乘脾，即母来归子，谓之虚邪，即使得了病，也较容易治疗。假使反得沉濡而滑之脉，是主肾乘脾，即水来凌土，叫作微邪，即使得病也是较轻的。

脾脉长而弱，来的时候很慢，去的时候很快，一呼两至为平脉；三至为病；四至为脱精；五至为死脉；六至则命绝。这是足太阴的脉象。

🌀 **脾脉急甚，为瘈疭；微急，为脾中满，食饮入而还出，后沃沫。缓甚，为痿厥；微缓，为风痿，四肢不用，心慧然若无病。大甚，为击仆；微大，为痞气，裹大脓血，在肠胃之外；小甚，为寒热；微小，为消瘅。滑甚，为癫癃；微滑，为虫毒蛔，肠鸣热。涩甚，为肠癫；微涩，为内溃，多下脓血也。**

足太阴气绝，则脉不营其口唇。口唇者，肌肉之本也。脉不营则肌肉濡，肌肉濡则人中满，人中满则唇反，唇反者肉先死。甲笃乙死，木胜土也。

读书笔记

覆杯：有两种解释。一为覆置之义，则覆杯为安然不动；二为倾覆之义，则覆杯为杯之倾倒。此处是第二种意思。

读书笔记

脾死脏，浮之脉大缓（一作坚），按之中如覆杯，絷絷，状如摇者，死（一云染染状如炙肉）。

上《素问》《针经》，张仲景。

【白话译文】

脾脉急甚的为手足抽搐；微急的为脾阳虚，是膈中病，脾不运化，会因脾气不能上升而致饮食入胃后又吐出，大便多泡沫。脾脉缓甚的为脾热，会出现四肢痿软无力而逆冷；微缓的为风痿病，会出现四肢痿废不用，因病在肌肉而不在内脏，所以神志清楚，好像没病一样。脾脉大甚的为阳气亢逆，病状表现为猝然昏倒；微大的为疝气病，其病乃由脾气壅滞所致，会出现腹中有大脓血且在肠胃之外。脾脉小甚的为中阳不足，故发寒热；微小的为内热消瘅。脾脉滑甚的为湿热内盛，会出现阴囊肿大和小便不通的病证；微滑的则湿热郁久生虫，会出现肠内有蛔虫等寄生虫，虫毒引起腹部发热。脾脉涩甚的为气滞血伤，是大肠脱出的肠癞病；微涩的则会出现肠内溃脓，大便时会便下脓血。

足太阴脾经的脉气衰竭，经脉就不能输布水谷精微以营养肌肉。脾主肌肉，其华在唇，其脉连于舌本，散于舌下，因此由唇舌就能够观察肌肉的状态，所以说唇舌为肌肉的根本。经脉不能输布营养，会使肌肉松软；肌肉松软则舌体萎缩，人中部位肿满；人中部位肿满，就会使口唇外翻。口唇外翻是肌肉先衰萎的征象，这种征象，逢甲日就会加重，逢乙日就会死亡。这是由于脾在五行中属土，甲、乙属木，木能胜土。

脾脏即将衰竭所出现的真脏脉，脉浮而轻按大而坚，重按则如同覆盖的杯子，中空而动摇不定，属于死证。

以上出自《素问》《针经》以及张仲景之文。

四、肺大肠部

肺象金，与大肠合为腑（**大肠为传导之腑也**）。其经手太阴（**手太阴肺脉也**），与手阳明为表里（**手阳明大肠脉也**）。其脉浮（**浮，肺脉之大形也**）。其相季夏六月（**季夏土王金相**）。其王秋三月，废冬三月，囚春三月，死夏三月（**夏火王金死**）。其王日庚辛，王时晡时、日入；其困日甲乙，困时平旦、日出；其死日丙丁，死时禺中、日中。其神魄，其主声，其养皮毛，其候鼻，其声哭，其色白，其臭腥，其液涕，其味辛，其宜咸，其恶苦。肺俞在背第三椎（或云第五椎也），募在中府（直两乳上下肋间）。大肠俞在背第十六椎，募在天枢（侠脐傍各一寸半）。

上新撰。

【白话译文】

肺脏在五行中属金，与大肠腑相互配合、依赖。其经脉为手太阴经，同手阳明经互为表里。肺的正常脉象是浮脉。肺气得助于季夏，即农历六月，旺盛于秋季三个月，衰废于冬季三个月，囚闭于春季三个月，衰亡于夏季三个月。旺日为庚日、辛日，旺时为申时、酉时。困日为甲日、乙日，困时为寅时、卯时。死日为丙日、丁日，死时为巳时、午时。魄藏于肺，故其神主魄。其所主为声。其所养为皮毛。肺开窍于鼻，故鼻可候肺之功能是否正常。在五声中为哭，在五色中为白，在五臭中为腥，在五液中为涕，在五味中为辛，所喜的是咸味，所恶的是苦味。肺的俞穴位于背部第三椎棘突下旁开各一寸半，募穴在两乳上二肋间中府穴。大肠的俞穴在背部第十六椎棘突下旁开各一寸半，募穴位于挟脐旁各一寸半天枢穴。

以上是新撰之文。

肺、大肠的俞、募穴图

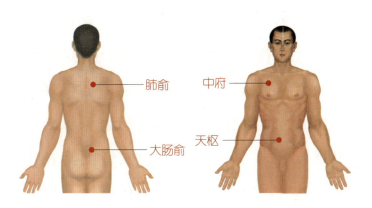

肺俞　中府
大肠俞　天枢

🌀 **肺者西方金，万物之所终**（金性刚，故王西方，割断万物，万物是以皆终于秋也）。**宿叶落柯，萎萎枝条，其杌 (wù) 然独在。其脉为微浮毛，卫气迟**（萎萎者，零落之貌也，言草木宿叶得秋随风而落，但有枝条杌然独在。此时阳气则迟，脉为虚微如毛也），**荣气数。数则在上，迟则在下，故名曰毛**（诸阳脉数，诸阴脉迟，荣为阴，不应数，反言荣气数，阴得秋节而升转在阳位，故一时数而在上也。此时阴始用事，阳即下藏，其气反迟，是以肺脉数散如毛也）。**阳当陷而不陷，阴当升而不升，为邪所中**（阴阳交易，则不以时定，二气感激，故为风寒所中）。**阳中邪则卷，阴中邪**

杌：树木无枝叶。

陷：下降、潜藏。

则紧，卷则恶寒，紧则为栗，寒栗相薄，故名曰疟。弱则发热，浮乃来出（卷者，其人拘卷也，紧者，脉紧也。此谓初中风寒之时，脉紧，其人则寒，寒止而脉更微弱，弱则其人发热，热止则脉浮，浮者，疟解王脉出也）。旦中旦发，暮中暮发（言疟发皆随其初中风邪之时也）。脏有远近，脉有迟疾，周有度数，行有漏刻（脏，谓人五脏，肝心脾肺肾也。心肺在膈上，呼则其气出，是为近，呼为阳，其脉疾。肾肝在膈下，吸则其气入，是为远也。吸为阴，其脉迟。度数，谓经脉之长短。周身行者，荣卫之行也。行阴、阳各二十五度，为一周也，以应漏下百刻也）。迟在上，伤毛采；数在下，伤下焦。中焦有恶则见，有善则匿（秋则阳气迟，阴气数。迟当在下，数当在上，随节变，故言伤毛采也。人之皮毛，肺气所行。下焦在脐下，阴之所治也，其脉应迟，今反数，故言伤下焦。中焦，脾也，其平善之时脉常自不见，衰乃见耳。故云有恶则见也）。阳气下陷，阴气则温（言阳气下陷，温养诸脏）。阳反在下，阴反在

毛采：皮毛之色泽。

巅，故名曰长而且留（阴阳交代，各顺时节，人血脉和平，言可长留竟一时）。

上四时经。

【白话译文】

肺属西方金，肺之脏气旺于秋季，秋季为万物收成的时候，旧叶纷纷凋落，只剩下光秃的枝条。秋季正常的脉象微浮而软，这是人卫气运行迟缓、营气运行急数的缘故。营为阴，数为阳，脉在上，卫为阳，迟为阴，脉在下，所以脉象称为毛。阳气当收藏而不收藏，阴气当上升而不上升，就是被不正之气所伤的缘故。阳中于邪则身缩，阴中于邪则脉紧，蜷缩则恶寒，紧则战栗，恶寒与战栗相迫，是为疟疾的征象。脉弱则发热，脉浮为疟邪所致。如果早上中风邪则早上发，傍晚中风邪则傍晚发。五脏距离有远近，脉行有偏迟、偏疾或长或短，在一定范围内按度数而周行全身，以应漏水时刻。如脉迟在上部则毛采受伤；脉数在下部则下焦受伤。中焦为脾脉，无病之时见不到，有病之时则见。阳气下存，阴气得而温养，阳反在下，阴反在上，此阴阳交代各顺时节，是血脉和平的表现，所以称为长留。

以上是论四时脉象的经文。

读书笔记

黄帝问曰：秋脉如浮，何如而浮？岐伯对曰：秋脉肺也，西方金也，万物之所以收成也。故其气来轻虚而浮，其气来急去散，故曰浮。反此者病。黄帝曰：何如而反？岐伯曰：其气来毛而中央坚，两傍虚，此谓太过，病在外；其气来毛而微，此谓不及，病在中。黄帝曰：秋脉太过与不及，其病何如？岐伯曰：太过则令人气逆而背痛温温（《内经》温温作愠愠）然。不及则令人喘，呼吸少气而咳，上气见血，下闻病音。

【白话译文】

黄帝问：秋天的脉象如浮，怎样才算浮？岐伯回答：秋脉主应肺脏，属西方之金，在这个季节里，万物收成，因此脉气来时轻虚以浮，来急去散，所以叫作浮。假如违反了这种现象，就是病脉。黄帝问：怎样算是违反呢？岐伯回答：其脉气来浮软而中央坚，两旁虚，叫作太过，主病在外；其脉气来浮软而微，叫作不及，主病在里。黄帝问：秋脉太过与不及，发生的病变如何？岐伯回答：太过会使人气逆，背部作痛，愠愠然郁闷而不舒畅；不及会使人呼吸气短，咳嗽气喘，其上逆而出血，喉间有喘息声音。

肺脉来厌厌聂聂，如落榆荚，曰肺平。秋以胃气为本。(《难经》云：厌厌聂聂，如循榆叶，曰春平。蔼蔼如车盖，按之益大，曰秋平脉。)肺脉来不上不下，如循鸡羽，曰肺病(《巢源》无不字)。肺脉来如物之浮，如风吹毛，曰肺死。

真肺脉至，大而虚，如以毛羽中人肤，色赤白不泽，毛折，乃死。

秋胃微毛，曰平；毛多胃少，曰肺病；但毛无胃，曰死。毛而有弦，曰春病；弦甚，曰今病。

厌厌聂聂：形容脉象轻薄流利。

如循鸡羽：形容脉象涩而往来艰难。

【白话译文】

肺脏的正常脉象，轻虚而浮，像榆荚下落一样轻浮和缓，这是肺的平脉。秋季以胃气为根本。如果出现脉搏不上不下，就像鸡的羽毛一样，说明肺脏有病变。如果出现脉搏轻浮，就像风吹细毛一样，是肺脏死亡之象。

肺脏的真脏脉象，脉大而虚软无力，就像用羽毛轻轻地触摸人的皮肤，病人面色白中带红且无光泽，须发焦枯断折，病人就是要死亡了。

秋季时，脉搏应当从容、柔和、滑利中又有轻浮之象，这是有胃气的正常脉象；如果轻浮之象比较突出，而从容、柔和、滑利不足，是肺脏有病变；如果只是轻浮而失去

读书笔记

从容、柔和、滑利之象，就叫作"没有胃气的脉象"，这样病人就会死亡。秋季时，脉搏从容、柔和、滑利，且轻浮中又有弦象，病人到了春季时就容易生病；如果弦象特别突出，现时就会发病。

🍂 **肺藏气，气舍魄。喜乐无极则伤魄，魄伤则狂，狂者意不存人，皮革焦，毛悴色夭，死于夏。**

秋金肺王。其脉浮（《千金》浮作微）涩而短，曰平脉。反得洪大而散者（《千金》作浮大而洪），是心之乘肺，火之克金，为贼邪，大逆，十死不治（一本云：日、月、年数至四，忌丙丁）。反得沉濡而滑者，是肾之乘肺，子之扶母，为实邪，虽病自愈。反得大而缓者，是脾之乘肺，母之归子，为虚邪，虽病易治。反得弦细而长者，是肝之乘肺，木之陵金，为微邪，虽病即瘥。

肺脉来，泛泛如微风吹鸟背上毛，再至，曰平；三至，曰离经，病；四至，脱精；五至，死；六至，命尽。手太阴脉也。

泛泛：轻浮的样子。

【白话译文】

肺主藏气，魄依附在肺脏之气血中。因狂喜、狂乐而伤肺及所藏之魄，魄伤则人会发狂，发狂之人意识丧失，皮肤干燥，毛发断落，气色苍白，到夏季火旺时就会受克而死。

秋令肺金当旺，脉见浮涩而短，称为无病的脉。假如反得洪大而散之脉，是心乘肺，即火来克金，谓之贼邪，这是大为反常的十死不治之脉。假使反得沉濡而滑之脉，是主肾乘肺，即子来扶母，谓之实邪，即使得病也可以自然痊愈。假如反得大而缓之脉，是主脾乘肺，即母来归子，谓之虚邪，即使得病也较容易治疗。假如反得弦细而长之脉，是主肝乘肺，即木反侮金，谓之微邪，即使得病也较轻。

肺脉来时轻浮流动像微风吹着鸟背上的毛，一呼二至为平；三至为病；四至为脱精；五至为死脉；六至则命绝。以上是手太阴肺的脉象。

肺脉急甚，为癫疾；微急，为肺寒热，怠堕，咳唾血，引腰背胸，苦鼻息肉不通。缓甚，为多汗；微缓，为痿偏风（一作漏风），头以下汗出不可止。大甚，为胫肿；微大，为肺痹，引胸背，起腰内。小甚，为飧泄；微小，为消瘅。滑甚，为息贲，上气；微滑，为上下出血。涩甚，为呕血；微涩，为鼠瘘，在颈支掖之间，下不胜其上，其能喜酸。

息贲：五积之一。因肺气郁结于胁下，有喘息上贲、呼吸迫促的症状，故以为名。

能：指形态。

手太阴气绝则皮毛焦。太阴者，行气温皮毛者也，气弗营则皮毛焦，皮毛焦则津液去，津液去则皮节伤，皮节伤者则爪（爪字一作皮）枯毛折，毛折者则气（气字一作毛）先死。丙笃丁死，火胜金也。

肺死脏，浮之虚，按之弱如葱叶，下无根者，死。

上《素问》《针经》，张仲景。

【白话译文】

肺脉急甚的为风气盛，是癫疾的脉象表现；肺脉微急的为肺有寒热，表现为倦怠乏力、咳嗽、唾血，咳时牵引胸部和腰背部疼痛，或是鼻中有息肉而导致鼻腔阻塞不通、呼吸不畅等症状。肺脉缓甚的为表虚不固，故经常出汗；肺脉微缓的则肺热叶焦，可出现手足软弱无力的痿病、痿疮病、半身不遂以及头部以下汗出不止的症状。肺脉大甚的为火盛阴伤，会见到足胫部肿胀；肺脉微大的为烦满喘息而呕吐的肺痹病，发作时会牵引胸背到腰内作痛。肺脉小甚的为气虚，若气虚不摄，可引发脐气不固的泄泻；肺脉微小则出现善食善饥的消瘅病。肺脉滑甚的为实热，会出现喘息气急，肺气上逆；肺脉微滑的为热伤血络，会出现口鼻与二阴出血。肺脉涩甚的为血滞不行，会出现呕血；

读书笔记

肺脉微涩的为气滞而形成的鼠瘘病，多生于颈项和腋下，难以支撑上部重压，所以下肢常常会感到酸软无力。

手太阴经气绝，则皮毛焦枯。手太阴肺经，主行气以温养皮毛。若气无法温养则皮毛焦，皮毛焦则表现为津液不足，津液不足则皮肤骨节伤，皮节伤则爪甲干枯、毫毛脱落，毫毛脱落，则气先绝。丙日病重，丁日就会死去，属火克金的缘故。

肺脏即将衰竭出现的真脏脉，脉浮虚而无力，重按时虚弱如葱叶，中空无根的，属于死证。

以上出自《素问》《针经》以及张仲景之文。

五、肾膀胱部

🌀 **肾象水，与膀胱合为腑（膀胱为津液之腑）。其经足少阴（足少阴肾脉也），与足太阳为表里（足太阳膀胱脉也）。其脉沉（沉，肾脉之大形也），其相秋三月（秋金王水相）。其王冬三月，废春三月，囚夏三月，其死季夏六月。其王日壬癸，王时人定、夜半；其困日丙丁，困时禺中、日中；其死日戊己，死时食时、日昳。其神志（肾之所藏者志也），其主液，其养骨，**

其候耳，其声呻，其色黑，其臭腐，其液唾，其味咸，其宜酸，其恶甘。肾俞在背第十四椎，募在京门；膀胱俞在背第十九椎，募在中极（横骨上一寸，在脐下五寸前陷者中）。

上新撰。

【白话译文】

肾脏在五行中属水，与膀胱腑相互配合、依赖。其经脉为足少阴经，与足太阳经互为表里。其正常的脉象是沉脉。肾气得助于秋季三个月，旺盛于冬季三个月，衰废于春季三个月，囚闭于夏季三个月，衰亡于季夏，即农历六月。旺日为壬日、癸日，旺时为亥时、子时。困日为丙日、丁日，困时为巳时、午时。死日为戊日、己日，死时为辰时、未时。肾藏志，所以其神主志。肾主液，肾液能滋养骨骼的生长，肾开窍于耳，故肾的精气盛衰可以从耳部诊候。其在五声中为呻，在五色中为黑，在五臭中为腐，在五液中为唾，在五味中为咸，所喜之味为酸，所恶之味为甘。肾的俞穴位于背部第十四椎棘突下旁开一寸半处，肾的募穴是京门穴。膀胱的俞穴位于背部第十九椎棘突下旁开一寸半处，募穴在中极穴。

以上是新撰之文。

读书笔记

肾、膀胱的俞、募穴图

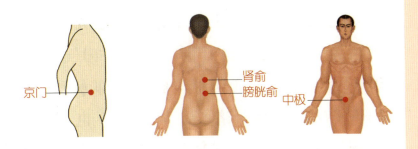

京门

肾俞
膀胱俞

中极

🌀 肾者北方水，万物之所藏（**冬则北方用事，王在三时之后，肾在四脏之下，故王北方也。万物春生、夏长、秋收、冬藏**）。百虫伏蛰（**冬伏蛰不食之虫，言有百种也**）。阳气下陷，阴气上升。阳气中出，阴气烈为霜，遂不上升，化为雪霜，猛兽伏<u>蛰</u>，蜾（guǒ）虫匿藏（**阳气下陷者，谓降于土中也。其气犹越而升出，阴气在上寒盛，阳气虽升出而不能自致，因而化作霜雪。或谓阳气中出，是十月则霜降。猛兽伏蛰者，盖谓龙蛇冬时而潜处。蜾虫，无毛甲者，得寒皆伏蛰，逐阳气所在，如此避冰霜，自温养也**）。其脉为沉。沉为阴，在里，不可发汗，发则蜾虫出，见其霜雪（**阳气在下，故**

蛰：动物冬眠。

蜾虫：一种细腰蜂，用泥土在墙上或树枝上作窝。此泛指小虫。

冬脉沉，温养于脏腑，此为里实而表虚，复从外发其汗，此为逆治，非其法也。犹百虫伏蛰之时，而反出土见于冰霜，必死不疑。逆治者死，此之谓也）。阴气在表，阳气在脏，慎不可下，下之者伤脾，脾土弱即水气妄行（阳气在下，温养诸脏、故不可下也。下之既损于阳气，而脾胃复伤。土以防水，而今反伤之。故令水得盈溢而妄行也）。下之者，如鱼出水，蛾入汤（言治病逆，则杀人，如鱼出水，蛾入汤火之中，立死）。重客在里，慎不可熏，熏之逆客，其息则喘（重客者，犹阳气也，重者，尊重之貌也。阳位尊处于上，今一时在下，非其常所，故言客也。熏谓烧针，及以汤火之辈熏发其汗，如此则客热从外入，与阳气相薄，是为逆也。气上熏胸中，故令喘息）。无持客热，令口烂疮（无持者，无以汤火发熏其汗也。熏之则火气入里为客热，故令其口生疮）。阴脉且解，血散不通，正阳遂厥，阴不往从。（血行脉中，气行脉外，五十周而复会，如环之无端也。血为阴，气为阳，相须而行。发其汗，使阴阳离别，脉为解散，血不得通。厥者，逆也，谓阳气逆而不复相朝使。治病失所，故阴阳错逆，可不慎也）。**客热狂入，内为结胸**（阴阳错乱，外热狂入，留结胸中也）。**脾气遂弱，清溲痢通**（脾主水谷，其气微弱，水谷不化，下痢不息。清者，厕也，溲从水道出，而反清溲者，是谓下痢至厕也）。

上四时经。

【白话译文】

肾在五行属水，位应北方。肾之脏气旺于万物潜藏的冬季。此时，百虫蛰伏不出，阳气下藏，阴气上升，但是阳气虽然下藏，有时仍会升出。在上之阴气盛，阳气中出而止，阴气无法阳化，凝为霜雪，就不上升。猛兽虫蛇都伏匿蛰藏。肾脉为沉，沉属阴，病在里，不宜用汗法，若发其汗，是为逆治，譬如在昆虫蛰伏的时候，令其出土，如遇冰霜，就会死去。冬时阳气潜藏，阴气在表，阳气在里，慎用下法，误用则伤及脾土，脾土弱会引起水气妄行。用下法就如鱼出水，如蛾投汤。阳气伏藏，慎用烧针、熏熨之法，其可迫阳外越，熏发其汗，致生喘息。勿助客热使口生烂疮。阴络分解，血不随经通行，阳逆而阴不从。邪热入内，留结胸中，则成为结胸证。误下伤脾，脾气虚弱，则下痢不止而小便清长。

以上是论四时脉象的经文。

读书笔记

黄帝问曰：冬脉如营，何如而营？岐伯对曰：冬脉肾也，北方水也，万物之所以合藏，故其气来沉以搏（《甲乙》作濡），故曰营。反此者病。黄帝曰：何如而反？岐伯曰：其气来如弹石者，此谓太过，病在外；其去如数者，此谓不及，病在中。黄帝曰：冬脉太过与不及，其病皆如何？岐伯曰：太过则令人解㑊，脊脉痛而少气，不欲言；不及则令人心悬如病饥，眇（miǎo）中清，脊中痛，少腹满，小便黄赤。

解㑊：指肢体困倦懈怠，懒于动作的病证。

眇中清：眇，指季肋下挟脊两旁空软处；清，寒冷。

【白话译文】

黄帝问：冬时的脉象如营，怎样才算营？岐伯回答：冬脉主应肾脏，属北方之水，在这个季节里，万物闭藏，因此脉气来时沉而搏手，所以叫作营。假如违反了这种现象，就是病脉。黄帝问：怎样算是违反呢？岐伯回答：其脉来如弹石一般坚硬，叫作太过，主病在外；如脉去虚数，叫作不及，主病在里。黄帝问：冬脉太过与不及，发生的病变怎样？岐伯回答：太过会使人精神不振，身体懈怠，脊骨疼痛，气短，懒于说话；不及则使人心如悬，如同腹中饥饿之状，季肋空软处清冷，脊骨作痛，少腹胀满，小便赤黄。

读书笔记

🌀 肾脉来喘喘累累如钩，按之而坚，曰肾平。冬以胃气为本。肾脉来如引葛，按之益坚，曰肾病。肾脉来发如夺索，辟辟如弹石，曰肾死。

辟辟：急促而不均匀的样子。

真肾脉至，搏而绝，如以指弹石，辟辟然，色黄黑不泽，毛折，乃死。

冬胃微石，曰平；石多胃少，曰肾病；但石无胃，曰死。石而有钩，曰夏病；钩甚，曰今病。（凡人以水谷为本，故人绝水谷则死，脉无胃气亦死。所谓无胃气者，但得真脏脉，不得胃气也。所谓脉不得胃气者，肝不弦，肾不石也。）

【白话译文】

肾脏的正常脉象，脉搏圆滑、流利又有回曲之象，按时有坚实之感，这说明肾脏的功能是正常的。冬季以胃气为根本。如果出现脉搏如牵引葛藤，脉体坚硬，这是肾脏发生了病变。如果出现脉搏如绳索突然脱落或如手指弹石那样坚硬，这是肾脏死亡之象。

肾脏的真脏脉象，搏击而欲断绝，像是用手弹石块一样坚硬不柔和，病人面色黑中带黄且无光泽，须发焦枯断折，就是要死亡了。

冬季时，脉搏应当从容、柔和、滑利中又有沉象，这

📝 读书笔记

是有胃气的正常脉象；如果沉象比较突出，而从容、柔和、滑利不足，是肾脏有病变；如果只见沉象，但失去从容、柔和、滑利之象，就叫作"没有胃气的脉象"，这样病人就会死亡。冬季时，脉搏从容、柔和、滑利，且沉中又有洪象，到了夏季时病人就容易生病；如果洪象非常突出，现时就会生病。

❧ 肾藏精，精舍志。盛怒而不止则伤志，伤志则善忘其前言，腰脊痛，不可以俯仰屈伸，毛悴色夭，死于季夏。

冬肾水王，其脉沉濡而滑，曰平脉。反得大而缓者，是脾之乘肾，土之克水，为贼邪，大逆，十死不治（一本云：日、月、年数至一，忌戊己）。反得弦细而长者，是肝之乘肾，子之扶母，为实邪，虽病自愈。反得浮（《千金》作微）涩而短者，是肺之乘肾，母之归子，为虚邪，虽病易治。反得洪大而散者（《千金》作浮大而洪），是心之乘肾，火之陵水，为微邪，虽病即差。

肾脉沉细而紧，再至，曰平；三至，曰离经，病；四至，脱精；五至，死；六至，命尽。足少阴脉也。

【白话译文】

肾主要用以贮藏精气，志依附在肾脏之精气中。因大怒不止而伤肾及所藏之志，志伤则易遗忘曾经说过的话，腰脊活动困难，毛发断落，气色苍白，到长夏土旺时就会受克而死。

冬令肾水当旺，脉见沉濡而滑，称为平脉。倘若反得大而缓，此乃脾乘肾的征象，即土来克水，谓之贼邪，此为非常反常的脉象，十死不治。倘若反得弦细而长的脉，此乃肝乘肾的征象，即子来扶母，谓之实邪，即使得病也可自然痊愈。假使反得浮涩而短的脉，此乃肺乘肾的征象，即母来归子，谓之虚邪，即使得了病，治疗起来也较为容易。假使反得洪大而散的脉，此乃心乘肾的征象，即火来凌水，谓之微邪，虽然得了病，病证也轻。

肾脉来时沉细而紧，一呼两至为平脉；三至为病；四至为脱精；五至为死脉；六至则命绝。乃足少阴之脉象。

☙ **肾脉急甚，为骨痿、癫疾；微急，为奔豚、沉厥，足不收，不得前后。缓甚，为折脊；微缓，为洞下，洞下者食不化，入咽还出。大甚，为阴痿；微大，为石水，起脐下以至小腹肿，垂垂然，上至胃管，死不治；小甚，为洞泄；微小，为消瘅。滑甚，为癃癫；微滑，为骨痿，**

垂垂然：下垂的样子。

坐不能起，目无所见，视见黑花。涩甚，为大痈；微涩，为不月水，沉痔。

足少阴气绝则骨枯。少阴者，冬脉也，伏行而濡骨髓者也。故骨不濡则肉不能著骨也，骨肉不相亲则肉濡而却，肉濡而却故齿长而垢（《难经》垢字作枯），发无泽。发无泽者，骨先死。戊笃己死，土胜水也。

肾死脏，浮之坚，按之乱如转丸，益下入尺中者，死。

上《素问》《针经》，张仲景。

【白话译文】

肾脉急甚的为病邪深入于骨，发为骨癫病；肾脉微急的为肾寒，可出现肾气沉滞以致失神昏厥的症状，以及肾脏积气的奔豚症，两足难以屈伸，大小便不通。肾脉缓甚的为阴不足，故腰脊疼痛不可仰；肾脉微缓的为肾气虚，可出现大便洞泄，或是食物下咽之后，还未消化便吐出。肾脉大甚的为阴虚火旺，可发阴痿不起；肾脉微大的为石水病，从脐以下至小腹部胀满，有重坠感，若肿满上达胃脘部，则为不易治疗的死证。肾脉小甚的是元气虚衰，可发洞泄病；肾脉微小的是精血不足，可出现消瘅病。肾脉滑甚的为有热，可发小便癃闭，阴囊肿大；肾脉微滑的为

读书笔记

肾虚内热，为骨痿，病人能坐而不能起，站起则两眼昏花，视物不清。肾脉涩甚的为气血阻滞，会出现气血阻滞以致外发大痈；肾脉微涩的为气血不利，可出现女性月经不调，或痔疮经久不愈。

足少阴肾经之经气竭绝，会出现骨骼枯槁的病象。肾应于冬，肾脉称为"冬脉"，其脉伏行在深部而濡养骨髓。倘若骨髓得不到濡养而致骨骼枯槁，那么肌肉也就不能再附着于骨骼上了；骨肉不能亲合而分离，肌肉就软弱萎缩；肌肉软缩，就会使牙齿长长，并使牙齿上积满污垢，同时，还会出现头发失去光泽等现象。这种病证，逢戊日变得严重，逢己日人就会死亡。这都是因为戊、己属土，肾属水，而土能克水。

肾脏即将衰竭所出现的真脏脉，脉浮而轻按坚实，重按则紊乱，形状像弹丸一样转动，在尺部特别明显，属于死证。

以上出自《素问》《针经》以及张仲景之文。

读书笔记

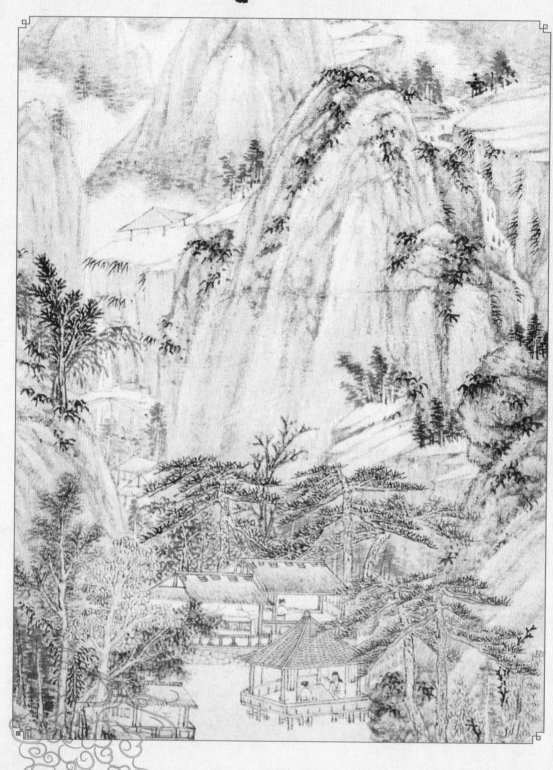

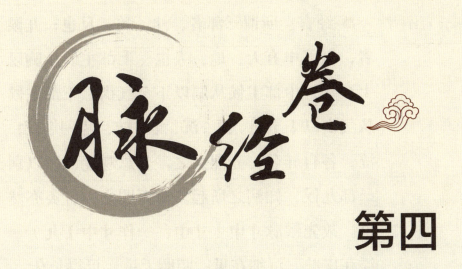

第四

　　本篇主要论述了三部九候的部位和诊脉的方法，并讨论病情和预后的吉凶；论述了杂病各种病脉，五脏六腑气绝的临床证候和死期，以及损脉、至脉的证候；阐明了疾病死生的脉象。

一、辨三部九候脉证

❀ 经言：所谓三部者，寸、关、尺也；九候者，每部中有天、地、人也。上部主候从胸以上至头，中部主候从膈以下至气街，下部主候从气街以下至足。浮、沉、牢、结、迟、疾、滑、涩，各自异名，分理察之，勿怠观变，所以别三部九候，知病之所起。审而明之，针灸亦然也。故先候脉寸中（寸中，一作寸中于九）。浮在皮肤，沉细在里。昭昭天道，可得长久。

【白话译文】

医经记载：所谓三部，是指寸部、关部、尺部。所谓九候，是指寸、关、尺三部每部中有浮取、中取和沉取，分别合于天、地、人。上部寸脉主候胸部以上到头部的疾病，中部关脉主候胸膈以下到脐部（气冲穴）的疾病，下部尺脉主候脐部以下到足部的疾病。浮脉、沉脉、牢脉、结脉、迟脉、疾脉、滑脉、涩脉，各有不同名称，分清脉理，仔细观察，不要疏忽其变化。所以辨别三部九候，就能知道疾病发生的部位，审慎思考就能明白。针灸辨证也是同样的道理。因此，诊病要先候脉于寸口。大凡浮脉，病在皮肤；沉脉、细脉，病在里部。如果能明辨三部九候脉象变化的规律，就可使人健康长寿。

三部九候诊脉原则

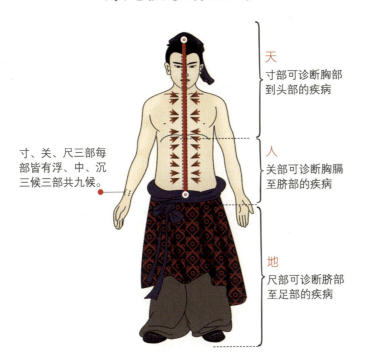

寸、关、尺三部每部皆有浮、中、沉三候三部共九候。

天
寸部可诊断胸部到头部的疾病

人
关部可诊断胸膈至脐部的疾病

地
尺部可诊断脐部至足部的疾病

上部之候，牢、结、沉、滑，有积气在膀胱。微细而弱，卧引里急，头痛，咳嗽，逆气上下。心膈上有热者，口干渴燥。病从寸口，邪入上者，名曰解。

脉来至，状如琴弦，苦少腹痛，女子经月不利，孔窍生疮；男子病痔，左右胁下有疮。上部不通者，苦少腹痛，肠鸣。寸口中虚弱者，伤气，气不足。大如桃李实，苦痹也。寸口直上者，逆虚也。如浮虚者，泄利也。

【白话译文】

上部寸脉，见牢脉、结脉、沉脉、滑脉，是有积气在膀胱。如果见微细而弱，卧时出现牵引里急、头痛、咳嗽、呼吸不利，是肺气失宣、升降失利。心膈上有热的，会出现口干燥渴。病情与寸口脉相适应，而且病邪侵入上部，是病情缓解的预兆。

脉象来时形状如琴弦，患少腹痛，于女子则月经不通利，阴道生疮；于男子则患痔疮，左右胁下有痛疮。上部寸脉不通，患少腹痛，腹中肠鸣。寸口中部关脉虚弱而伤气，气伤则气不足。腹中结块大如桃李，病人患痹痛。寸口脉直上的，是虚损逆证。如果寸口脉浮虚，是泄泻下利。

脉结：此指脉气结聚不舒利。

澹澹：水液震荡的样子。

脉横：指脉象阔大充满。

中部脉结者，腹中积聚。若在膀胱、两胁下，有热。脉浮而大，风从胃管入，水胀，干呕，心下澹澹（dàn dàn），如有桃李核。胃中有寒，时苦烦、痛、不食，食即心痛，胃胀支满，膈上积。胁下有热，时寒热淋露。脉横出上者，胁气在膀胱，病即著。右横关入寸口中者，膈中不通，喉中咽难。刺关元，入少阴。

【白话译文】

中部关脉结，腹中有积聚。如果积聚在膀胱、两胁下，是有热。脉浮而大，风邪从胃脘部侵入，可出现水胀、干呕、心下有水液震荡之感，像有桃李核梗阻不适。如果胃中有寒，病人则经常心烦、腹痛、不能食，食即心口痛、胃胀、支满、膈上积滞不舒。如果两胁下有热，经常会出现恶寒、发热，汗出如淋露。脉象阔大充满而超过寸部的，是胁迫膀胱之气结的病邪附着不解。右手脉象阔大充满，从关部入寸口中的，可出现膈中满闷不通，喉中吞咽困难。可针刺关元穴，从少阴论治。

下部脉者，其脉来至浮大者，脾也。与风集合，时上头痛，引腰背，小滑者，厥也，足下热，烦满，逆上抢心，上至喉中，状如恶肉，脾伤也。病少腹下，在膝、诸骨节间，寒清不可屈伸；脉急如弦者，筋急，足挛结者，四肢重。从尺邪入阳明者，寒热也。大风邪入少阴，女子漏白下赤，男子溺血，阴萎不起，引少腹痛。

厥：此指热厥证。

大风：此指风邪之甚者。

【白话译文】

下部之尺脉脉来浮大，是脾病。与风邪集合时，可经常头痛，并痛引腰背；脉小而滑，是热厥证，可出现足下热，烦满，逆气上冲于心，而至喉中，病状如有恶肉，是为脾伤。病在少腹下，在膝诸骨节之间，则局部寒冷不可屈伸，脉急如弦，筋急，足挛结，四肢沉重。风邪从尺部入于阳明的，是寒热证。大风之邪从尺部入少阴，在女子则赤白漏下，在男子则尿血，阴痿不起，并引少腹疼痛。

❧ **人有三百六十脉，法三百六十日。三部者，寸、关、尺也。尺脉为阴，阴脉常沉而迟；寸、关为阳，阳脉俱浮而速。气出为动，入为息。故阳脉六息七息十三投，阴脉八息七息十五投，此其常也。**

二十八脉相逐上下，一脉不来，知疾所苦。尺胜治下，寸胜治上，尺寸俱平治中央。

脐以上阳也，法于天；脐以下阴也，法于地；脐为中关。头为天，足为地。

二十八脉：即手、足十二经脉及任脉、督脉、阴跷脉、阳跷脉。

【白话译文】

人有三百六十脉，比象三百六十日。脉的三部，指寸部、关部、尺部。尺脉为阴脉，阴脉常沉而迟；寸脉、关脉为阳脉，阳脉俱浮而数。气从鼻孔呼出为动，吸入为息。所以阳脉六息或七息内跳动至十三次，阴脉八息或七息内跳动至十五次，这是阳脉和阴脉的正常情况。

人体的二十八经脉，相互奔走运行，有上有下，如果某一脉气不来，就可查知疾病情况。尺脉偏胜的应治疗下焦，寸脉偏胜的应治疗上焦，尺脉、寸脉都正常的治疗中焦。

读书笔记

脐部以上为阳，比象于天；脐部以下为阴，比象于地；脐部居中央，头在上为天，足在下为地。

🌀 **有表无里，邪之所止，得鬼病。何谓有表无里？寸尺为表，关为里，两头有脉，关中绝不至也。尺脉上不至关为阴绝，寸脉下不至关为阳绝。**

　　阴绝而阳微，死不治。三部脉或至或不至，冷气在胃中，故令脉不通也。

【白话译文】

　　脉象出现有表无里，是邪气停聚，得了危重的死证。什么叫有表无里呢？寸部尺脉为表，关部为里，寸、尺两头有脉，关脉摸不到，尺脉之气不上行至关，此为阴绝，寸脉之气不下行至关，此为阳绝。

　　阴绝而阳微，是难治的死证。寸、关、尺三部脉或至或不至，冷气凝在胃中，所以使脉气不通。

🌀 **上部有脉，下部无脉，其人当吐，不吐者死。上部无脉，下部有脉，虽困无所苦。所以然者，譬如人之有足，树之有根，虽枝叶枯槁，根本将自生。木有根本，即自有气，故知不死也。寸口脉平而死者，何也？然：诸十二经脉者，皆系于生气之原。所谓生气之**

鬼病：此指寸尺有脉而关脉不来的阴绝和阳绝之死证。

阴绝：此指胃气衰绝。

阳绝：此指心肺气机衰绝。

✏️ 读书笔记

原者，非谓十二经之根本也，谓肾间动气也。此五脏六腑之本，十二经之根，呼吸之门，三焦之原，一名守邪之神也。故气者人根本也，根绝则茎枯矣。寸口脉平而死者，生气独绝于内也。（肾间动气谓左为肾，右为命门。命门者，精神之所舍，原气之所系也。一名守邪之神，以命门之神固守，邪气不得妄入，入即死矣。此肾气先绝于内，其人便死，其脉不复，反得动气也。）

【白话译文】

寸部有脉，尺部无脉，其人应当吐，不吐的死。寸口无脉，尺部有脉，虽危困却是无能为害的。其所以这样，比喻人的尺脉，树的根本，枝叶虽枯槁，有树根存在，还会自然生长的。树木有根本，说明自身有生气，所以知道不会死亡，寸口的脉象见正常，而竟然会死亡，这是什么道理？答：因人体有十二经脉，都连属于生气之原，所谓生气之原，不是指十二经之根本，而是指两肾之间的动气，这是五脏六腑的基本，十二经脉的根源，呼吸之气开合出入的门户，三焦气化的发源地，又可称为防御外邪侵袭的功能。所以说，生气是人体的根本，如果根本已绝，茎就会枯萎了。寸口正常脉象竟然会死的，就是因为生气已先绝于内部的缘故。

🌛 岐伯曰：形盛脉细，少气不足以息者，死；形瘦脉大，胸中多气者，死。形气相得者，生；参伍不调者，病。三部九候皆相失者，死。上下左右之脉相应如参舂，病甚；上下左右相失不可数者，死。中部之候虽独调，与众脏相失者，死；中部之候相减者，死。目内陷者，死。

参舂：参差不齐，如舂杵之上下，轻重不一，节律不匀。

【白话译文】

岐伯说：体形充实，但脉细，气少，满足不了呼吸的病证，主死证。体形消瘦，脉反而大，胸中气很多，这样的病证多数会死亡。形体与神气协调一致，这样愈后就较好。脉搏参差不齐地跳动，大多数是有病。三部九候的脉象不协调，大多数是死证。三部九候中上、下、左、右脉相应，鼓指明显，像舂捣谷物，说明病情较重；上、下、左、右脉不协调，快却数不清，大多数是死证。中部的脉象虽单独调和，但是上部、下部多脏之脉已经失调，大多数会死亡。中部脉象衰减，并与上部、下部脉不协调，大多数是死证。两眼内陷，也会死亡。

🌛 黄帝曰：冬阴夏阳奈何？岐伯曰：九候之脉皆沉细悬绝者，为阴，主冬，故以夜半死；

悬绝：指脉极度虚细，空泛无根。

盛躁喘数者，为阳，主夏，故以日中死。是故寒热者，平旦死；热中及热病者，日中死；病风者，以日夕死；病水者，以夜半死；其脉乍数乍疏乍迟乍疾者，以日乘四季死；形肉以脱，九候虽调，犹死。七诊虽见，九候皆顺者，不死。所言不死者，风气之病及经月之病，似七诊之病而非也，故言不死。若有七诊之病，其脉候亦败者，死矣。必发哕噫，必审问其所始病与今之所方病，而后各切循其脉，视其经络浮沉，以上下逆顺循之。其脉疾者，不病；其脉迟者，病；脉不往来者，死；皮肤著者，死。

皮肤著：皮肤着于骨头。

【白话译文】

黄帝问：冬为阴，夏为阳，脉象与之相应如何？岐伯回答：三部九候的脉象都表现为沉细弦绝，属阴，与冬季相应，病人大多在夜半死亡。如果三部九候的脉象躁动如喘且疾数，属阳，与夏季相应，病人大多在日中死亡。如果病人表现为既恶寒又发热，大多在早晨死亡。体内有热或得了热病，大多在中午死亡。风病者大多在晚上死亡。水病者大多在半夜死亡。如果脉搏忽疏、忽密或忽快、忽慢，大多在辰、戌、丑、未四个时辰内死亡。形肉已经瘦脱，虽三部九候的脉象是调和的，病人仍然会死亡。虽然七诊

读书笔记

脉象出现，但九候脉象与四时阴阳变化一致，一般不会死。提到的不死疾病是指风病和女性的月经病，虽然脉搏与七诊之脉类似，但实质上并不是，所以也不会死亡。如果有七诊病的脉象，九候脉象也败坏了，这是死亡的征兆。每病必见呃逆，在诊断时一定要详细地询问疾病刚起时的情况，现在又有哪些症状，然后切按三部九候脉搏，观察经络是浮是沉，或从上部逐渐切循到下部，或从下部逐渐切循到上部。如果脉搏流利就是没病，如果脉搏迟缓就是有病，如果脉断绝而不往来就是死证。久病时皮肤是干枯的，也是死证。

两手脉，结上部者，濡；结中部者，缓；结三里者，豆起。弱反在关，濡反在巅。微在其上，涩反在下。微即阳气不足，沾热汗出；涩即无血，厥而且寒。

沾热：虚盛发热。

【白话译文】

两手脉气，结聚在寸部者，见濡脉；结聚在关部者，见缓脉；结聚在手三里者，有豆状之突起。弱脉反而出现在关部，濡脉反而出现在寸部。微脉在寸部，涩脉反在尺部。脉微即阳气不足，虚盛发热而汗多；涩脉即阴血亏竭，四肢厥冷且恶寒。

读书笔记

调：测度。此
为诊查之意。

🌀 **黄帝问曰：余每欲视色、持脉，独调（diào）其尺，以言其病，从外知内，为之奈何？岐伯对曰：审其尺之缓、急、小、大、滑、涩，肉之坚脆，而病形变定矣。调之何如？对曰：脉急者，尺之皮肤亦急；脉缓者，尺之皮肤亦缓；脉小者，尺之皮肤减而少；脉大者，尺之皮肤亦大；脉滑者，尺之皮肤亦滑；脉涩者，尺之皮肤亦涩。凡此六变，有微有甚。故善调尺者，不待于寸；善调脉者，不待于色。能参合行之，可为上工。**

【白话译文】

黄帝问：我想不通过观察颜色和脉诊，只从尺肤去诊查疾病，从病人外在的表现去推断内在的病变，应当怎样进行呢？岐伯回答：详细审查尺肤的缓急、小大、滑涩，肌肉的坚实与脆弱，就可以确定属于哪一类的病证了。黄帝问：诊查这些脉象的方法是怎样的呢？岐伯回答：脉搏急促的，尺部皮肤也显得急促；脉搏徐缓的，尺部皮肤也显得弛缓。脉象小的，尺部皮肤也显得瘦薄而少气；脉象大的，尺部皮肤也大而隆起。脉象滑的，尺部皮肤也显得滑润；脉象涩的，尺部皮肤也显得枯涩。这六种变化，有轻有重，有显著的也有不甚显著的。所

🖊 读书笔记

以善于诊查尺部皮肤的医生，不必等待诊查寸口的脉象；善于诊查脉象的医生，不必等待观察面色。能够将面色、脉象、尺部皮肤这三者相互配合而进行诊断的医生，就可以称为高明的医生。

🔖 尺肤滑以淖（nào）泽者，风也；尺内弱，解㑊，安卧脱肉者，寒热也；尺肤涩者，风痹也；尺肤粗如枯鱼之鳞者，水淡饮也；尺肤热甚，脉盛躁者，病温也，其脉盛而滑者，汗且出；尺肤寒甚，脉小（一作急）者，泄，少气；尺肤烜（xuān）然（烜然，《甲乙》作热炙人手），先热后寒者，寒热也；尺肤先寒，久持之而热者，亦寒热也；尺烜然热，人迎大者，尝夺血；尺紧人迎脉小甚，则少气；色白有加者，立死。

> 淖泽：湿润而有光泽。

> 烜然：火盛的样子。在此形容热势之盛。

【白话译文】

尺部皮肤肌肉润滑光泽，多为风病。尺部皮肤肌肉瘦弱松软，且有身体倦怠、嗜睡、卧床不起、肌肉消瘦的症状，是寒热虚劳之病，不容易治愈。尺部皮肤肌肉滞涩，多为风痹。尺部肌肤粗糙不润，像干枯的鱼鳞，是脾土虚衰、水饮不化的溢饮病。尺部皮肤肌肉很热，

📝 读书笔记

而且脉象躁动盛大，多为温病，如果见脉象盛大而滑利但不躁动，是汗将出的征象。尺部肌肤寒冷不温，脉细小无力，是泄泻或气虚的征象。尺部皮肤肌肉高热，而且先热后冷，多属寒热疾病；尺部皮肤肌肉寒凉，如果按之过久即发热，多属寒热疾病；尺部皮肤肌肉高热，人迎脉盛大，多为出血。尺部皮肤肌肉坚硬而大，脉非常之小，则见于气虚，如再兼见尺部皮肤苍白逐渐加甚，是气血交虚达到极度，病人会立即死亡。

二、平杂病脉

🌀 滑为实、为下，又为阳气衰。数为虚、为热。浮为风、为虚。动为痛、为惊。

沉为水、为实 [又为鬼疰（zhù）。] 弱为虚、为悸。

迟则为寒，涩则少血，缓则为虚，洪则为气（一作热），紧则为寒，弦数为疟。

疟脉自弦，弦数多热，弦迟多寒。微则为虚，代散则死。

弦为痛痹（一作浮为风疰），偏弦为饮，双弦则胁下拘急而痛，其人涩涩恶寒。

鬼疰：病名。又名劳瘵、尸疰、传尸、肺痨等，即肺结核。其表现为咳嗽、吐痰、咯血、盗汗、潮热、颧红、消瘦等。起病缓慢，具有传染性。

【白话译文】

滑脉为实证、下焦病，又为阳气衰微的证候。数脉为虚证、热证。浮脉为外感风证、虚证。动脉为痛证、惊风。

沉脉为水气病、实证。弱脉为虚证、心悸证。

迟脉则为寒证，涩脉则为血虚，缓脉则为虚证，洪脉则为气盛，紧脉则为寒证，弦数脉为疟疾。

疟疾的主脉是弦，弦数的多为热证，弦迟的多为寒证。微脉则为虚证，代脉和散脉则为死证。

弦脉为痛痹，一手出现弦脉为水饮，双手出现弦脉则胁下拘急而痛，病人怕冷。

🌀 **脉大，寒热在中。**

伏者，霍乱。

安卧，脉盛，谓之脱血。

凡亡汗，肺中寒饮，冷水咳嗽，下利，胃中虚冷，此等其脉并紧。

冷水：此指寒水之邪。

浮而大者，风。

浮大者，中风，头重，鼻塞。

浮而缓，皮肤不仁，风寒入肌肉。

滑而浮散者，摊缓风。

滑者，鬼疰。

涩而紧，痹病。

浮洪大长者，风眩癫疾。

大坚疾者，癫病。

【白话译文】

脉大是寒热邪气在中。

脉伏者，是霍乱。

病人嗜卧，脉来极盛，是脱血的现象。

凡是汗出淋漓欲脱，肺受寒饮水邪咳嗽、下痢，胃中虚冷，这类病人脉象皆紧。

脉浮而大者，是风证。

脉浮大者，是外感风邪，表现为头重、鼻塞。

脉浮而缓，是皮肤不仁，为风寒邪气入侵肌肉所致。

脉滑而浮散者，是中风瘫痪症。

脉滑者，是鬼疰。

脉涩而紧，是痹病。

脉浮洪大长者，是风邪所致的目眩及头部疾病。

大坚而疾者，是癫痫病。

弦而钩，胁下如刀刺，状如蜚（fēi）尸，至困不死。

紧而急者，遁尸。

洪大者，伤寒热病。

蜚尸：病名。指严重之危证。蜚通飞。指病忽然而至，如飞走之疾。

遁尸：病名。一种突然发作、以心腹胀满刺痛、喘急为主症的危重病证。

浮洪大者，伤寒。秋吉，春成病。

浮而滑者，宿食。

浮滑而疾者，食不消，脾不磨。

短疾而滑，酒病。

浮而细滑，伤饮。

【白话译文】

脉弦而来盛去衰，来疾去迟，胁下痛如刀刺，状如飞尸，来去都很快，虽然困极，但不会死亡。

脉紧而急者，是遁尸证。

脉洪大者，是伤寒热病。

脉浮洪大者，是伤寒。秋天出现为吉，春天出现为病。

脉浮而滑者，是宿食。

脉浮滑而疾者，是食积不消，脾不运化。

脉短疾而滑，是酒食积滞。

脉浮而细滑，是水饮所伤。

迟而涩，中寒，有癥结。

快而紧，积聚，有击痛。

弦急，疝瘕，小腹痛，又为癖（pǐ）病（一作痹病）。

迟而滑者，胀。

癖病：指痞块生于两胁，时痛时止的病证。多由饮食不节，寒痰凝聚，气血瘀阻所致。

盛而紧，曰胀。

弦小者，寒癖。

沉而弦者，悬饮，内痛。

弦数，有寒饮，冬夏难治。

紧而滑者，吐逆。

小弱而涩，胃反。

胃反：病名，又称反胃、翻胃，是指饮食入胃，停滞不化，良久反出的病证。

【白话译文】

脉迟而涩，是腹中有寒，腹中有癥瘕积聚。

脉快而紧，是腹中有积聚，有叩击痛。

脉弦急，是疝瘕，小腹痛，又主癖病。

脉迟而滑者，是腹胀。

脉盛而紧，称为胀病。

脉弦小者，是寒癖。

脉沉而弦者，是悬饮，内有疼痛。

脉弦数，是有寒饮，冬、夏季发病的难治。

脉紧而滑者，是呕吐、呃逆。

脉小弱而涩，是反胃。

迟而缓者，有寒。

微而紧者，有寒。

沉而迟，腹脏有冷病。

读书笔记

微弱者，有寒，少气。

实紧，胃中有寒，苦不能食。时时利者，难治（一作时时呕稽留难治）。

滑数，心下结，热盛。

滑疾，胃中有热。

缓而滑，曰热中。

沉（一作浮）而急，病伤寒，暴发虚热。

【白话译文】

脉迟而缓者，有寒邪。

脉微而紧者，有寒邪。

脉沉而迟，是腹内脏器有冷病。

脉微弱者，是气虚有寒。

脉实紧，是胃中有寒，饮食不进。经常下利者，难治。

脉滑数，是心下有结，为热盛。

脉滑疾，是胃中有热。

脉缓而滑，称为热中。

脉沉而急，是患伤寒，暴发虚热。

浮而绝者，气。

辟大而滑，中有短气。

浮短者，其人肺伤。诸气微少，不过一年死。

读书笔记

法当嗽也。

沉而数，中水。冬不治自愈。

短而数，心痛，心烦。

弦而紧，胁痛，脏伤，有瘀血（一作有寒血）。

沉而滑，为下重，亦为背膂痛。

脉来细而滑，按之能虚，因急持直者，僵仆，从高堕下，病在内。

【白话译文】

脉浮而极微细者，是气急证。

脉偏大而滑，是胸中短气。

脉浮短者，是病人肺气损伤。各种气机微弱衰小，估计一年内死亡，按证候规律应当有咳嗽。

脉沉而数，是水毒之病，如果得自冬天可不治自愈。

脉短而数，是心痛、心烦。

脉弦而紧，是胁痛，为内脏受伤并有瘀血。

脉沉而滑，是下肢沉重，或为背脊痛。

脉来细而滑重按无力，是由于急骤持重直立引起的，或因突然倒地，或因从高处跌落，其病在内。

三、诊五脏六腑气绝证候

病人肝绝，八日死。何以知之？面青，但欲伏眠，目视而不见人，汗（一作泣）出如水不止。（一曰二日死）。

病人胆绝，七日死，何以知之？眉为之倾。

病人筋绝，九日死。何以知之？手足爪甲青，呼骂不休。（一曰八日死。）

病人心绝，一日死。何以知之？肩息，回视，立死。（一曰目亭亭，一日死。）

病人肠（一云小肠）绝，六日死。何以知之？发直如干麻，不得屈伸，白汗不止。

病人脾绝，十二日死。何以知之？口冷，足肿，腹热，胪（lú）胀，泄利不觉，出无时度。（一曰五日死。）

病人胃绝，五日死。何以知之？脊痛，腰中重，不可反覆。（一曰腓肠平，九日死。）

病人肉绝，六日死。何以知之？耳干，舌皆肿，溺血，大便赤泄。（一曰足肿，九日死。）

病人肺绝，三日死，何以知之？口张，但气出而不还。（一曰鼻口虚张短气。）

白汗：自汗。

胪胀：腹部胀满。

读书笔记

病人大肠绝，不治。何以知之？泄利无度，利绝则死。

病人肾绝，四日死。何以知之？齿为暴枯，面为正黑，目中黄色，腰中欲折，白汗出如流水。（一曰人中平，七日死。）

病人骨绝，齿黄落，十日死。

诸浮脉无根者，皆死。已上五脏六腑为根也。

【白话译文】

病人肝气断绝不通，八日内就会死亡。如何得知呢？其面部发青，但欲伏卧，眼睛看不见人，汗出很多，如水流不止。

病人胆气断绝不通，七日内会死。如何得知呢？其眉毛因之倾斜。

病人筋绝，九日内会死。如何得知呢？其手足指甲发青，又呼骂不止。

病人心气断绝不通，在一日内死亡。如何得知呢？其喘息引动肩臂，眼向上凝视，立死无疑。

病人小肠气断绝不通，六日内会死亡。如何得知呢？其头发发直像干麻一样，摸之不应手屈伸，同时可见自汗不止。

读书笔记

病人脾气断绝不通，十二日内会死亡。如何得知呢？其口冷足肿，腹部有热而膨胀，大便不禁，溏泄自流，而且次数频繁。

病人胃气断绝不通，五日内会死亡。如何得知呢？其脊柱痛，腰里有重坠感觉，身体不能翻转。

病人肉绝，六日内会死亡。如何得知呢？其耳干，舌体出现肿胀，小便出血，大便亦泄泻而色赤。

病人肺气断绝不通，三日内会死亡。如何得知呢？其张口呼吸，只有气呼出，没有气吸入。

病人大肠气断绝不通，是危险难治之证。如何得知呢？其泄泻无法停止，到无物可泻就会死亡。

病人肾气断绝不通，四日内就会死亡。如何得知呢？其牙齿突出且枯槁，面色呈现正黑色，目中呈现黄色，腰部似折断般疼痛，汗出如流水。

病人骨气断绝的，牙齿发黄脱落，十日内就会死亡。

以上皆是出现浮脉而失去根本的缘故，都是死候。

四、诊损至脉

🔥 **脉有损至，何谓也？然：至之脉，一呼再至曰平，三至曰离经，四至曰夺精，五至曰死，六至曰命绝。此至之脉也。何谓损？一呼一至**

损至：脉搏次数较正常减少的，就是损，增多的就是至。

夺精：是人体的精气被耗散了的意思。

日离经，再呼一至曰夺精，三呼一至曰死，四呼一至曰命绝。此损之脉也。至脉从下上，损脉从上下也。

【白话译文】

脉搏有至和损的现象，它们的情况是怎样的？答：至脉是一呼脉搏跳动两次的叫作平脉，一呼脉搏跳动三次的叫作离经，一呼脉搏跳动四次的叫作夺精，一呼脉搏跳动五次的叫作死脉，一呼脉搏跳动六次的叫作命绝。这些就是至脉的现象。所谓损脉是怎样的呢？一呼脉搏跳动一次叫作离经，两呼脉搏跳动一次叫作夺精，三呼脉搏跳动一次的叫作死脉。四呼脉搏跳动一次叫作命绝。这就是损脉的现象。至脉致病，由肾脏上传到肺，是从下向上传变的，损脉则由肺脏下传到肾，是从上向下传变的。

至脉

名称	脉象	意义
离经	一呼脉动三次	已非正常脉象
夺精	一呼脉动四次	精气已失
死脉	一呼脉动五次	已无法医治
命绝	一呼脉动六次	即将死亡

读书笔记

损脉

名称	脉象	意义
离经	一呼脉动一次	已非正常脉象
夺精	二呼脉动一次	精气已失
死脉	三呼脉动一次	已无法医治
命绝	四呼脉动一次	即将死亡

🌀 **损脉之为病奈何？然：一损损于皮毛，皮聚而毛落；二损损于血脉，血脉虚少，不能荣于五脏六腑也；三损损于肌肉，肌肉消瘦，食饮不为肌肤；四损损于筋，筋缓不能自收持；五损损于骨，骨痿不能起于床。反此者，至之为病也。从上下者，骨痿不能起于床者，死；从下上者，皮聚而毛落者，死。**

【白话译文】

损脉的病证情况怎样呢？答：一损是损害肺所主的皮毛，表现为皮肤皱缩和毛发脱落；二损是损害心所主的血脉，表现为血脉虚衰不足，不能正常地运行以营养五脏六腑；三损是损害脾所主的肌肉，表现为肌肉消瘦，饮食物的养分不能输布到肌肉与皮肤；四损是损害肝所主的筋，表现为筋缓弱，不能自主收缩和支持；五损是损害肾所主的骨，表现为骨痿软无力，不能起床。相反，就是至脉的

✏️ 读书笔记

病证。病从上向下传变，到了骨痿无力不能起床的程度就是死亡；病从下向上传变，到了皮肤皱缩、毛发脱落的程度，也将死亡。

病证发展情况

五损	现象	五脏	损脉病证	至脉病证
一损	皮肤起皱，毛发脱落	肺	从上向下传变 死	死 从下向上传变
二损	血脉虚少，脏腑失养	心		
三损	肌肉松弛瘦弱	脾		
四损	筋疲力弱，运动不利	肝		
五损	骨痿无力，不能行走	肾		

🌀 **治损之法奈何？然：损其肺者，益其气；损其心者，调其荣卫；损其脾者，调其饮食，适其寒温；损其肝者，缓其中；损其肾者，益其精气。此治损之法也。**

缓其中：缓，和缓。因为肝主怒，其气急，而甘味性缓，所以和缓其中，即用甘味来调和的治法。

【白话译文】

治损的方法是怎样的呢？答：损害肺，当补益其肺气；损害心，当调和其营卫，促使气血的正常运行；损害脾，当调节饮食，起居保持冷热适宜；损害肝，用甘药和缓肝气；损害肾，当补益其精气，这些就是治疗虚损的方法。

脉有一呼再至，一吸再至；一呼三至，一吸三至；一呼四至，一吸四至；一呼五至，一吸五至；一呼六至，一吸六至；一呼一至，一吸一至；再呼一至，再吸一至；呼吸再至。脉来如此，何以别知其病也？然：脉来一呼再至，一吸再至，不大不小，曰平。一呼三至，一吸三至，为适得病。前大后小，即头痛目眩；前小后大，即胸满短气。一呼四至，一吸四至，病适欲甚。脉洪大者，苦烦满；沉细者，腹中痛；滑者，伤热；涩者，中雾露。一呼五至，一吸五至，其人当困。沉细即夜加，浮大即昼加，不大小虽困可治，其有大小者为难治。一呼六至，一吸六至，为十死脉也。沉细夜死，浮大昼死。一呼一至，一吸一至，名曰损。人虽能行，犹当（一作独未）着床，所以然者，血气皆不足故也。再呼一至，再吸一至，名曰无魂。无魂者，当死也，人虽能行，名曰行尸。

无魂：精神失常的严重状态。

行尸：病人已濒于死亡，虽能勉强行走，实际上如尸体在走一样，所以叫行尸。

【白话译文】

脉有一呼搏动两次，一吸搏动两次的；有一呼搏动三次，一吸搏动三次的；有一呼搏动四次，一吸搏动四次的；有一呼搏动五次，一吸搏动五次的；有一呼搏动六次，一吸搏动六次的；另有一呼搏动一次，一吸搏动一次的；有两呼搏动一次，两吸搏动一次的；也有一呼一吸搏动两次的。脉的搏动有这些情况，怎样去辨别和推断其所生的疾病呢？

答：脉搏一呼搏动两次，一吸气也搏动两次，搏动的力量不大不小，是正常的脉象。如一呼搏动三次，一吸搏动也三次的，是刚刚开始发病的脉象，如寸部脉大、尺部脉小，主发生头痛目眩的病；若寸部脉小，而尺部脉大，主发生胸部烦满、呼吸短促的病。脉搏一呼搏动四次，一吸也搏动四次的，是病势将要加重的脉象，如脉象洪大，则有胸中烦躁满闷的病证；如脉象细沉，主腹部疼痛；如脉滑，是伤于热的病；脉涩，是受了雾露等寒湿之气。脉搏一呼搏动五次，一吸也是搏动五次，病人情况就已相当危重了。如脉沉细，病情在夜里加重；脉浮大，病情在白天加重。如搏动的力量不大不小，虽有困倦，还可以治疗；假使发现搏动的力量大小不一，那就难治了。脉搏一呼搏动六次，一吸也搏动六次的，是预后不良的死脉。如脉沉细，可能在夜间死亡；脉浮大，可能在白天死亡。脉搏一呼搏动一次，一吸搏动一次的，称为损脉。病人虽然还能行走，但终究是卧床起不来的，之所以会这样，是由于气血不足的缘故。脉搏两呼搏动一次，两吸搏动一次的，叫作无魂，这种病人，趋于死亡，虽还能勉强行走，也只能叫作行尸。

读书笔记

至脉与病情轻重情况

病程	脉动频率	症状	说明
初发病阶段	一息脉动六次	寸大尺小，则头疼目眩；寸小尺大，则胸满气短	相当于至脉中的离经
病情加重	一息脉动八次	脉象洪大，则口苦烦闷；脉象沉鲥，则腑中疼痛；脉滑伤于热邪；脉涩伤于雾露湿邪	相当于至脉中的夺精
病情危重	一息脉动十次	脉象沉细，夜间病情加剧；脉象浮大，白天病情加剧；脉象没有大小不一的现象，可治愈；脉象大小不一，则无法治愈	相当于至脉中的死脉
濒临死亡	一息脉动十二次	脉象沉细，则夜间死亡；脉象浮大，则白天死亡	相当于至脉中的命绝

损脉与无魂

名称	脉动频率	症状	说明
损脉	一息脉动两次	气血俱虚，虽可走动，终会卧床不起	相当于损脉中的离经，但有矛盾处
无魂	一息脉动一次	如同死人，行尸而已	相当于损脉中的夺精，但有矛盾处

🖊 读书笔记

🌀 **扁鹊曰**：脉一出一入曰平，再出一入少阴，三出一入太阴，四出一入厥阴。再入一出少阳，三入一出阳明，四入一出太阳。脉出者为阳，入者为阴。

故人一呼而脉再动，气行三寸；一吸而脉

再动，气行三寸。呼吸定息，脉五动。一呼一吸为一息，气行六寸。人十息，脉五十动，气行六尺。二十息，脉百动，为一备之气，以应四时。

天有三百六十五日，人有三百六十五节。昼夜漏下水百刻。一备之气，脉行丈二尺。一日一夜行于十二辰，气行尽则周遍于身，与天道相合，故曰平，平者，无病也，一阴一阳是也。脉再动为一至，再至而紧即夺气。一刻百三十五息，十刻千三百五十息，百刻万三千五百息，二刻为一度，一度气行一周身，昼夜五十度。

【白话译文】

扁鹊说：脉搏一次跳动的时间与一次歇止的时间相等，这种脉象称为平脉。脉搏两次跳动的时间与一次歇止的时间相等，就属于阴气初盛的少阴脉；如果脉搏三次跳动的时间与一次歇止的时间相等，就属于阴气正盛太阴脉；如果脉搏四次跳动的时间与一次歇止的时间相等，就属于阴极而尽厥阴脉。相反，假如脉搏两次歇止的时间与一次跳动的时间相等，属于阳气初盛的少阳脉；如果脉搏三次歇止的时间与一次跳动的时间相等，属于阳气正盛阳明脉；如果脉搏四次歇止的时间与一次跳动的时间相等，属于阳气旺盛的太阳脉。脉搏阴和阳的区别在于，跳动的称为阳，歇止的称为阴。

　　所以人在一呼气的时间，脉搏跳动两次，气循经脉运行三寸。一次吸气的时间，脉搏也跳动两次，气也循经脉运行三寸。如此一呼气和一吸气定为一息。脉搏跳动五次，是因为一呼气和一吸气的中间，脉搏跳动一次，脉经上称为"闰以太息"，加上上述搏动四次，所以共动五次，一呼气和一吸气为一息。气循经脉运行六寸。按此计数，人十次呼吸，脉搏跳动五十次，气循经运行走六尺。人二十次呼吸，脉搏跳动一百次，为一个运行完备的脉气，目的在于与春、夏、秋、冬四时相应。

　　天有三百六十五日，人有三百六十五节，天人相应。一昼夜的时间，计时的漏壶所滴下来的水恰恰到一百刻的标志，正符合一个运行完备的脉气。脉气运行一丈二尺。一日一夜，走过了十二个时辰，脉气运行到终点，刚好绕行全身一周，和自然规律相符合，所以称为正脉。即平常的人没有疾病，阴阳平衡的一阴一阳现象。一次呼气脉搏跳动两次，为一至之脉；一次呼气脉搏跳动四次的再至之脉，如果脉搏出现紧脉，这是精气严重耗损的缘故。一刻的时间合一百三十五息，十刻的时间合一千三百五十息，一百刻的时间合一万三千五百息。二刻的时间共二百七十息，每次呼吸的时间，脉气运行六寸，二刻共走十六丈二尺，刚好围绕全身一周，这样称为一度，一昼夜刚好围绕全身五十周，这样称为五十度。

读书笔记

🌀 **脉三至者离经。一呼而脉三动，气行四寸半。人一息脉七动，气行九寸。十息脉七十动，气行九尺。一备之气，脉百四十动，气行一丈八尺。一周于身，气过百八十度，故曰离经。离经者病，一阴二阳是也。三至而紧则夺血。**

【白话译文】

一次呼气或一次吸气脉搏跳动三次，是离经的脉象。这是因为一次呼气脉搏跳动三次，脉气运行四寸半，人一息脉搏总共跳动七次，脉气运行九寸。十息脉搏跳动七十次，脉气运行九尺。一个完全周天的气即二十息，脉搏共跳动一百四十次，脉气运行一丈八尺。如此一来，两刻时间，脉气运行人一周身后，还超过了半周，合一百八十度，所以称为离经。离经之脉是病脉，是阳盛于阴，恰为阳二阴一的比重。如果一次呼气或一次吸气脉搏跳动三次而又出现紧脉的，这是阴血受到耗损的表现。

🌀 **脉四至则夺精。一呼而脉四动，气行六寸。人一息脉九动，气行尺二寸。人十息脉九十动，气行一丈二尺。一备之气，脉百八十动，气行二丈四尺。一周于身，气过三百六十度，再遍于身，不及五节，一时之气而重至。诸**

脉浮涩者，五脏无精，难治。一阴三阳是也。四至而紧则夺形。

【白话译文】

一次呼气或一次吸气脉搏跳动四次，是精气严重耗损。一次呼气而脉搏跳动四次，脉气运行六寸。人一息脉动九次，脉气运行一尺二寸。人十息脉搏跳动九十次，脉气运行一丈二尺。二十息一个运行完备之气，脉搏跳动一百八十次，脉气运行二丈四尺。两刻时间，脉气运行人一周身后，还超过三百六十度，再遍身运行了一周，这是一时之间的脉气重复到达。两手寸、关、尺脉均浮而涩，是五脏没有精气，难以治疗。这是阳盛阴亏，一阴三阳的结果。如果一次呼气或一次吸气脉搏跳动四次而又出现紧脉，则是形体严重亏虚的表现。

🌀 脉五至者，死。一呼而脉五动，气行六寸半（当行七寸半）。人一息脉十一动，气行尺三寸（当行尺五寸）。人十息脉百一十动，气行丈三尺（当行丈五尺）。一备之气，脉二百二十动，气行二丈六尺（当行三丈）。一周于身三百六十五节，气行过五百四十度。再周于身，过百七十度。一节之气而至此。

气浮涩，经行血气竭尽，不守于中，五脏痿痏，精神散亡。脉五至而紧则死，三阴（一作二）三阳是也，虽五犹末，如之何也。

【白话译文】

一次呼气或一次吸气脉搏跳动五次的，是死脉。一次呼气而脉搏跳动五次，脉气运行六寸半（当运行七寸半）。人一息脉搏跳动十一次，脉气运行一尺三寸（当运行一尺五寸）。人十息脉搏跳动一百一十次，脉气运行一丈三尺（当运行一丈五尺）。二十息一个运行完备之气，脉搏跳动二百二十次，脉气运行二丈六尺（当运行三丈）。二刻的时间运行一周身三百六十五节后，脉气运行超过五百四十度。如果按再次运行一周身计算，超过百七十度。此时，人体每一节所得到之脉气就处于这种状态。如果脉气出现浮而涩，是经脉运行过程中气血竭尽，精气不能内守于中，因此出现五脏所主部位的痿软消瘦，精神失守而消亡。如果一次呼气或一次吸气脉搏跳动五次而又出现紧脉，这是三阴三阳竭绝的结果，即使五脏形体还没有痿软消瘦，也是无济于事的。

🌀 **脉一损一乘者，人一呼而脉一动，人一息而脉再动，气行三寸。十息脉二十动，气行三尺。一备之气，脉四十动，气行六尺，不及周**

身百八十节。气短不能周遍于身，苦少气，身体懈堕矣。

【白话译文】

脉一损一乘，是一次呼气而脉搏跳动一次，人一息而脉搏跳动二次，脉气运行三寸。十息脉搏跳动二十次，脉气运行三尺。二十息是一个运行完备之气，脉搏跳动四十次，脉气运行六尺。两刻时间，脉气运行人半周身，未能达到周身中余下的一百八十度。由于脉气短少不能周遍于身，所以感到气不足，身体疲懈懒惰。

岐伯曰：脉失四时者为至启。至启者，为损至之脉也。损之为言，少阴主骨为重，此志损也；饮食衰减，肌肉消者，是意损也；身安卧，卧不便利，耳目不明，是魂损也；呼吸不相通，五色不华，是魄损也；四肢皆见脉为乱，是神损也。

【白话译文】

岐伯说：脉象和四时正常脉相互矛盾的，称为至启。所谓至启，是指损脉和至脉。损脉的内容是按五脏分类，少阴属肾，肾主骨，骨感沉重，是志损。饮食减少，肌肉消瘦，是意损。安逸地躺在床上，反而感到身体不便利而无法安卧，耳目感到不清晰，是魂损。呼气和吸气不是互相通畅，面上无华，是魄损。四肢皆出现脉者为乱，是神损。

🌀 **大损三十岁，中损二十岁，下损十岁。损，各以春夏秋冬。平人，人长脉短者，是大损，三十岁；人短脉长者，是中损，二十岁；手足皆细，是下损，十岁；失精气者，一岁而损；男子，左脉短，右脉长，是为阳损，半岁；女子，右脉短，左脉长，是为阴损，半岁。春，脉当得肝脉，反得脾、肺之脉，损；夏，脉当得心脉，反得肾、肺之脉，损；秋，脉当得肺脉，反得肝、心之脉，损；冬，脉当得肾脉，反得心、脾之脉，损。**

【白话译文】

　　大损影响寿命三十年，中损影响寿命二十年，下损影响寿命十年，损脉通过四时的春、夏、秋、冬的脉象显现出来。评估人的亏损程度，人长而脉搏很短为大损，约影响寿命三十年。如果人短而脉搏很长为中损，约影响寿命二十年。手足皆细小，为下损，约影响寿命十年。失去精气的，损害寿命一年。男子左脉短，右脉长，为阳损，影响寿命半年。女子右脉短，左脉长，为阴损，影响寿命半年。春天脉象应当见肝脉，反见脾脉、肺脉是损脉。夏天脉象应当见心脉，反见肾脉、肺脉是损脉。秋天脉象应当见肺脉，反见肝脉、心脉是损脉。冬天脉象应当见肾脉，反见心脉、脾脉是损脉。

❂ **当审切寸口之脉，知绝不绝。前后去为绝。掌上相击，坚如弹石，为上脉虚尽，下脉尚有，是为有胃气（上脉尽，下脉坚如弹石，为有胃气）。上下脉皆尽者，死；不绝不消者，皆生，是损脉也。**

去：消除，此有隐没之意。

【白话译文】

对于损脉，还应当详细审查寸口的脉象，判读脉气是绝还是不绝。前寸部和后尺部的脉搏均隐没不现，称为绝脉。脉搏在掌上有击指的动脉，坚硬像弹石，这是上脉虚竭，而下脉还在，根本未亡，表明还有胃气。但是上脉和下脉都不现者，就会死去。脉搏不断绝和不消失，都是有生机的，这是损脉的情况。

❂ **至之为言，言语音深远，视愦愦，是志之至也；身体粗大，饮食暴多，是意之至也；语**

视愦愦：视觉混乱不清。

言妄见，手足相引，是魂之至也；茏葱华色，是魄之至也；脉微小不相应，呼吸自大，是神之至也。是至脉之法也。死生相应，病各得其气者生，十得其半也。黄帝曰：善。

【白话译文】

至脉的内容，按五脏分类，言语声音深沉，视觉混乱不清，是志之太过。身体粗大，饮食突然加多，是意之太过。讲话的时候似有所幻觉，手足抽搐，是魂之太过。面色好像繁盛的草木，气色荣华，浮在皮肤外面，是魄之太过。脉搏动微小而各脉不相协调，呼吸自动增强，是神之太过。这些所述，是太过脉的诊查方法。危候的脉和有生机的脉，互相呼应，同时出现，而各种病能得到相应脉气调养，就有生机，这样十成中约有五成会痊愈。黄帝说：讲得很对。

五、诊百病死生决

诊伤寒，热盛，脉浮大者，生；沉小者，死。

伤寒，已得汗，脉沉小者，生；浮大者，死。

【白话译文】

诊查伤寒病，热势旺盛，脉浮大者生；脉沉小者死。

伤寒病，已发汗，脉沉小者生；脉浮大者死。

五邪与五种伤寒

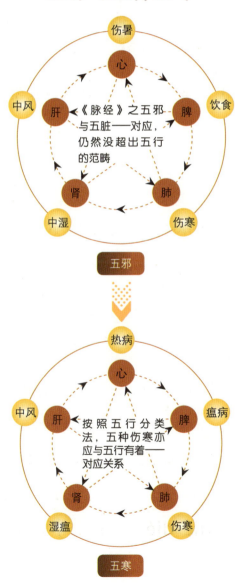

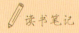

温病，三四日以下，不得汗，脉大疾者，生；脉细小难得者，死不治。

温病，穰穰（ráng ráng）大热，其脉细小者，死（《千金》穰穰作时行）。

温病，下利，腹中痛甚者，死不治。

温病，汗不出，出不至足者，死；厥逆汗出，脉坚强急者，生；虚缓者，死。

穰穰：丰盛的样子。在此形容热势之盛。

【白话译文】

温病，三四日以后，没发汗，脉大而急数者生；脉细小而难以触及者是不治的死证。

温病，出现热势极盛的大热，病人脉细小者死。

温病，下利，腹中痛甚者是不治的死证。

温病，汗不出，或出而不至足者死；四肢厥冷而汗出，脉坚强有力者生；脉虚缓者死。

温病，二三日，身体热，腹满，头痛，食饮如故，脉直而疾者，八日死。四五日头痛，腹痛而吐，脉来细强，十二日死。八九日，头不疼，身不痛，目不赤，色不变，而反利，脉来喋喋（dié dié），按之不弹手，时大，心下坚，十七日死。

喋喋：重叠的样子。在此形容脉搏快，一动末了又复再来。

热病，七八日，脉不软（一作喘），不散（一作数）者，当喑。喑后三日，温汗不出者，死。

热病，七八日，其脉微细，小便不利，加暴口燥，脉代，舌焦干黑者，死。

【白话译文】

温病，二三日，出现身体热，腹胀满，头痛，饮食如常，脉直而快的，八日死。四五日，出现头痛，腹痛而吐，脉来细而有力，十二日死。八九日，出现头不疼，身不痛，目不红，面色不变，反而下利，脉来快有重叠感，按之不觉弹手，有时又忽然增大，并觉心下坚满，十七日死。

热病，七八日，脉不软不散的，会出现声哑。声哑后三日，温汗不出的，死。

热病，七八日，病人的脉微细，小便不利，又突然严重口干，脉代，舌焦干而黑的，死。

热病，未得汗，脉盛躁疾，得汗者，生；不得汗者，难瘥。

热病，已得汗，脉静安者，生；脉躁者，难治。

热病，已得汗，常大热不去者，亦死（大，一作专）。

读书笔记

热病，已得汗，热未去，脉微躁者，慎不得刺治。

热病，发热，热甚者，其脉阴阳皆竭，慎勿刺。不汗出，必下利。

【白话译文】

热病，未发汗，脉盛而躁动急数，如果能得汗者生；不能得汗者，难以好转。

热病，已发汗，脉安静者生；脉躁动者难治。

热病，已发汗，仍然常大热不去者，也是死证。

热病，已发汗，热未退，脉微躁动者，应慎用针刺治疗。

热病，发热，热得很厉害，病人的脉象尺脉和寸脉都竭绝的，应慎用针刺。如果不能出汗，一定会下利。

🌀 **诊人被风，不仁痿蹶，其脉虚者，生；坚急疾者，死。**

诊癫病，虚则可治，实则死。

癫疾，脉实坚者，生；脉沉细小者，死。

癫疾，脉搏大滑者，久久自已。其脉沉小急实，不可治；小坚急，亦不可疗。

诊头痛、目痛、久视无所见者，死（久视，

痿蹶：指手足痿弱无力，动作行走不便。此特指下肢麻痹，行走困难。

一作卒视）。

诊人心腹积聚，其脉坚强急者，生；虚弱者，死。又实强者，生；沉者，死。其脉大，腹大胀，四肢逆冷，其人脉形长者，死。腹胀满，便血，脉大时绝，极下血，脉小疾者，死。心腹痛，痛不得息，脉细小迟者，生；坚大疾者，死。

【白话译文】

诊查被风邪所伤的病人，如果见其肢体痿弱无力，动作行走困难，其脉象虚弱者生；坚急疾者死。

诊查癫病，脉虚的则可治疗，脉实的则死。

诊查癫痫病，脉实而坚者生；脉沉而细小者死。

诊查癫痫病，脉搏大而滑，过一段时间可自愈。病人的脉象沉小急实，难以治疗；脉小坚急，也不易治疗。

诊得病人头痛、目痛，如果病人突然看不见东西，则死。

诊得病人心腹积聚，脉象坚强有力急数者，则生；虚弱者，则死。又脉实而强者生；沉者死。如果病人脉大，出现腹大而胀，四肢逆冷，脉形较长者死。如果腹胀满，便血，脉大而有时不显，便血严重，脉小而疾者死。心腹痛，痛无休止，脉细小而迟者生；脉坚大而疾者死。

读书笔记

癫痫病人的养生原则

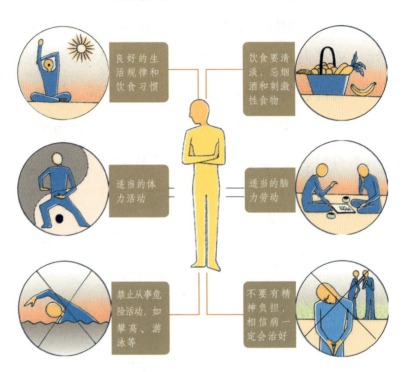

🌀 肠澼，便血，身热则死，寒则生。

肠澼，下白沫，脉沉则生，浮则死。

肠澼，下脓血，脉悬绝则死，滑大则生。

肠澼之属，身热，脉不悬绝，滑大者，生；悬涩者，死。以脏期之。

肠澼，下脓血，脉沉小流连者，生；数疾且大，有热者，死。

肠澼，筋挛，其脉小细安静者，生；浮大紧者，死。

读书笔记

洞泄，食不化，不得留，下脓血，脉微小迟者，生；紧急者，死。

泄注，脉缓，时小结者，生；浮大数者，死。

䘌（nì）蚀阴疮（gāng），其脉虚小者，生；紧急者，死。

䘌蚀阴疮：虫蚀肛门之病，此指肛瘘之类。

【白话译文】

痢疾，大便带血，发热者死，恶寒者生。

痢疾，大便带白沫，脉沉者生，脉浮者死。

痢疾，大便带脓血，脉细欲绝者死，脉滑而大者生。

痢疾类疾病，身热，脉不是细而欲绝，滑大者生；脉悬涩者死，可以根据其他脏腑病变的不同表现来诊查其预后。

痢疾，大便带脓血，脉沉小而流动不绝者生；脉数疾且大，身有热者死。

痢疾，筋脉挛急，病人脉细小而安静者生；脉浮大而紧者死。

洞泄，泻出来没有消化的东西，泄泻不止，大便带脓血，脉微小而迟者生；脉紧急者死。

泄泻如注，脉缓，时有小结者生；脉浮大而数者死。

虫蚀肛门之病，病人脉虚小者生；脉紧急者死。

读书笔记

肠澼的三种类型

肠澼的类型
- 肠澼便血——赤痢（《巢氏病源》称血利）
- 肠澼下白沫——白痢（《巢氏病源》称寒利）
- 肠澼下脓血——赤白痢（《巢氏病源》称脓血利）

🌀 咳嗽，脉沉紧者，死；浮直者，生；浮软者，生；小沉伏匿者，死。

咳嗽，羸瘦，脉形坚大者，死。

咳，脱形，发热，脉小坚急者，死；肌瘦，下（一本云不）脱形，热不去者，死。

咳而呕，腹胀且泄，其脉弦急欲绝者，死。

吐血、衄血、脉滑小弱者，生；实大者，死。

汗出若衄，其脉小滑者，生；大躁者，死。

唾血，脉紧强者，死；滑者，生。

吐血而咳，上气，其脉数，有热，不得卧者，死。

上气，脉数者，死。谓其形损故也。

上气，喘息低昂，其脉滑，手足温者，生；脉涩，四肢寒者，死。

上气，面浮肿，肩息，其脉大，不可治，加利必死（一作又甚）。

　　上气，注液，其脉虚宁宁伏匿者，生；坚强者，死。

【白话译文】

　　咳嗽，脉沉而紧者死；脉浮直者生；脉浮软者生；脉细小沉伏者死。

　　咳嗽，体弱形瘦，脉形坚大者死。

　　咳嗽，形体瘦脱，发热，脉小而坚急者死；肌肉虽瘦，但没形体瘦脱，而发热不退者死。

　　咳嗽而且呕吐，腹胀且泄泻，病人脉弦急欲绝者死。

　　吐血、衄血、脉滑小而弱者生；脉实大者死。

　　汗出如衄血，病人脉小而滑者生；脉大而躁者死。

　　唾血，脉紧而坚强者死；脉滑者生。

　　吐血又咳嗽，呼吸喘促，病人脉数，发热，不能平卧者死。

　　呼吸喘促，脉数者死。这是病人形体亏损所致。

　　呼吸喘促，气喘，呼吸时头一低一仰，病人脉滑，手足温暖者生；脉涩，四肢寒冷者死。

　　呼吸喘促，面部水肿，呼吸时抬肩耸背，脉大者，难以治疗，如又兼下利，必定死亡。

　　呼吸喘促，痰液停留，病人脉虚缓沉伏者生；脉坚强者死。

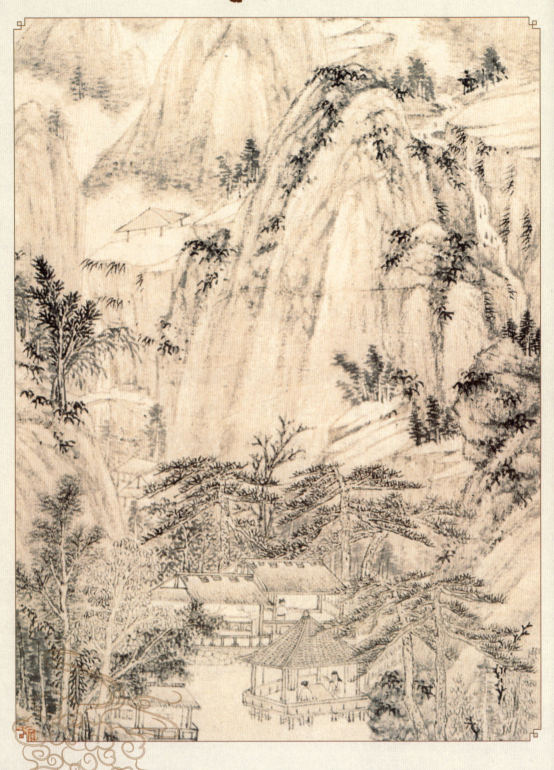

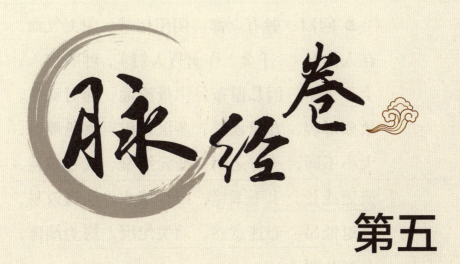

脉经卷

第五

名家带你读

　　本篇主要论述了诸脉流注常候与变化相乘、阴阳相干情况，讨论了异常脉象及其相应证候；阐明了三阴三阳常脉及其病脉；指出诊脉的要诀在知常察变，并结合望色、闻声而进行辨证。

一、张仲景论脉

问曰：脉有三部，阴阳相乘。荣卫气血，在人体躬（《千金》作而行人躬），呼吸出入，上下于中，因息游布，津液流通。随时动作，效象形容，春弦秋浮，冬沉夏洪。察色观脉，大小不同，一时之间，变无经常，尺寸参差，或短或长。上下乖错，或存或亡。病辄改易，进退低昂。心迷意惑，动失纪纲，愿为缕陈，令得分明。

乖错：彼此分离错乱。

缕陈：条分缕析，详细陈述。

【白话译文】

问道：脉有寸、关、尺三部，都受到阴阳相互的制约。同时营卫气血，在人体内部随着呼吸出入，循行于上下周身，由于气息的游行输布，津液便得以流通无阻。脉象也随着四时不同的季节变化而显示出各种活动状态，这些活动状态，可以取象来描述脉的形状，如春季脉象弦，秋季脉象浮，冬季脉象沉，夏季脉象洪。诊查病人的气色和脉象，脉有大小的不同，一时之间，脉象也是经常变化的。尺寸之间，彼此不齐，有短脉，有长脉。在上下部，也可以彼此分离错乱，或存在，或消失。病情常有改变，脉即随着或快或慢，或强或弱。使人很容易迷惑

读书笔记

不解，往往不得要领。所以希望老师条分缕析，详细陈述，使我心里明白。

四季五脏脉象关系图

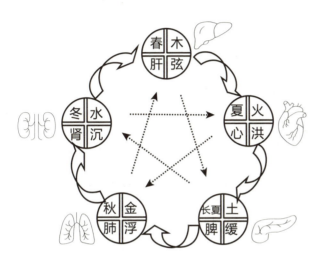

师曰：子之所问，道之根源。脉有三部，尺寸及关。荣卫流行，不失衡铨，肾沉心洪，肺浮肝弦，此自经常，不失铢分。出入升降，漏刻周旋。水下二刻，（臣亿等详水下二刻，疑。检旧本如此。）脉一周身，旋复寸口，虚实见焉。变化相乘，阴阳相干。风则浮虚，寒则紧弦，沉潜水滀，支饮急弦，动弦为痛，数洪热烦。设有不应，知变所缘。三部不同，病各异端。太过可怪，不及亦然，邪不空见，终必有

衡铨：称量物体的器具。此为法度之意。

水滀：此泛指水饮停留内引起的病证。

料度：预测、判断。

奸。审察表里，三焦别分，知邪所舍，消息诊看，料度（duó）腑脏，独见若神。为子条记，传与贤人。

【白话译文】

师答：你所询问的都是医学上的根本问题。所谓脉有三部，就是寸、关、尺。如果营卫气血流行，不失其常度，则表现为肾脉沉、心脉洪、肺脉浮、肝脉弦，这是各脏的常脉，不会有丝毫的差错。就是呼吸出入，阴阳升降，也有一定的规律可循，相应于漏壶里的计时刻度，漏壶水滴每下二刻，脉循经络行走周身，再回流到寸口，所以从寸口的脉搏可以诊查人体的虚实。如受病变影响，阴阳偏胜，脉搏也就有所变化。例如，中风邪病则脉现浮虚，伤寒病则脉现紧弦，沉潜的脉是水饮停留体内引起的疾病，急弦的脉是支饮所致，动弦脉说明病人有疼痛症状，数洪脉说明病人有心烦而热的症状。若脉和证不相符合，应该分析其原因，寸、关、尺三部的脉搏不同，病情也随之而异。总的说来，脉太过是病态，脉不及也是病态。邪气不会无缘无故而凭空出现，其中必然有乱，所以应当审查其在表还是在里，还要分别诊查上中下三焦，从而了解病邪所在，再细心诊查其所属脏腑的病情轻重，这样才能作出准确的诊断。上面为你概括的每一条都很重要，以便授给有学问和修养的人。

读书笔记

三焦的划分

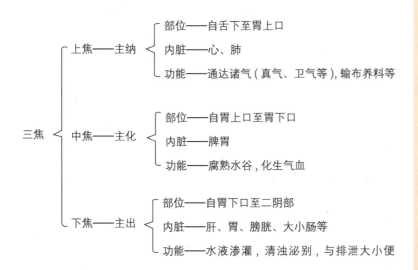

三焦
- 上焦——主纳
  - 部位——自舌下至胃上口
  - 内脏——心、肺
  - 功能——通达诸气（真气、卫气等），输布养料等
- 中焦——主化
  - 部位——自胃上口至胃下口
  - 内脏——脾胃
  - 功能——腐熟水谷，化生气血
- 下焦——主出
  - 部位——自胃下口至二阴部
  - 内脏——肝、胃、膀胱、大小肠等
  - 功能——水液渗灌，清浊泌别，与排泄大小便

二、扁鹊阴阳脉法

脉，平旦曰太阳，日中曰阳明，晡时曰少阳，黄昏曰少阴，夜半曰太阴，鸡鸣曰厥阴，是三阴三阳时也。

【白话译文】

三阴三阳经脉的运行：平旦寅时到太阳经，日中午时到阳明经，午后申时到少阳经，黄昏戌时到少阴经，夜半子时到太阴经，鸡鸣丑时到厥阴经，这些是三阴三阳经脉运行的时辰。

读书笔记

少阳之脉，乍小乍大，乍长乍短，动摇六分。王十一月甲子夜半，正月、二月甲子王。

太阳之脉，洪大以长，其来浮于筋上，动摇九分。三月、四月甲子王。

阳明之脉，浮大以短，动摇三分。大前小后，状如蝌蚪，其至跳。五月、六月甲子王。

少阴之脉，紧细，动摇六分。王五月甲子日中，七月、八月甲子王。

太阴之脉，紧细以长，乘于筋上，动摇九分。九月、十月甲子王。

厥阴之脉，沉短以紧，动摇三分。十一月、十二月甲子王。

厥阴之脉，急弦，动摇至六分已上，病迟脉寒，少腹痛引腰，形喘者死；脉缓者可治。刺足厥阴入五分。

少阳之脉，乍短乍长，乍大乍小，动摇至六分已上。病头痛，胁下满，呕可治；扰即死（一作伛可治，偃即死）。刺两季肋端足少阳也，入七分。

阳明之脉，洪大以浮，其来滑而跳，大前细后，状如蝌蚪，动摇至三分已上。病眩头痛，腹满痛，呕可治；扰即死。刺脐上四寸，脐下三寸，各六分。

【白话译文】

少阳的脉象，表现为忽小、忽大、忽长、忽短，脉搏跳动的幅度达到六成。其经气旺盛在十一月甲子夜半子时，而到了正月或二月甲子日，其气仍旺盛。

太阳的脉象，表现为洪大且长，其应手在筋的上面，脉动幅度达到九成。其经气旺盛于三月或四月甲子日。

阳明的脉象，表现为浮大且短，脉搏跳动的幅度达到三成。脉前头大而后面小，好像蝌蚪样，应手有跳动状。其经气旺盛于五月或六月甲子日。

少阴的脉象，紧细，脉搏跳动的幅度达到六成。其经气旺盛于在五月甲子日午时，而到了七月或八月甲子日，其气仍旺盛。

太阴的脉象，表现为紧细又长，脉在筋的上面，脉搏跳动的幅度达到九成。其经气旺盛于时至九月或十月甲子日。

厥阴的脉象，表现为沉短又紧，脉搏跳动的幅度达到三成。其经气旺盛于十一月或十二月甲子日。

厥阴的脉象，表现为又急又弦，脉搏跳动的幅度若超出六成以上，而病程长，又见寒脉，小腹疼痛牵引到腰，

读书笔记

则时兼见喘息体形的，主死。如脉搏和缓，则尚可治疗，针刺厥阴经，可刺入五分。

少阳的脉象，表现为忽短、忽长、忽大、忽小，脉搏跳动的幅度达到六成以上。症状是头痛胁下满，如果出现呕吐，则可以治疗。如果出现烦扰不安，则很快就会死去。针刺两侧季肋末端足少阳经的穴位，可刺入七分。

阳明的脉象，表现为洪大兼浮，如果脉应手出现前头大，后面小，好像蝌蚪样，脉象滑利而又有跳动，脉搏跳动的幅度达到三成以上。有目眩、头痛，腹部又满又痛的症状出现，如果见呕吐，则可以治疗。如果烦扰不安的，则很快就会死去。针刺脐上四寸中脘穴和脐下三寸关元穴，刺入穴内各六分。

三阴三阳王时与王脉

阴三阳王时		王脉
少阳	十一月甲子夜半，正月、二月甲子日	乍小、乍大、乍长、乍短
太阳	三月、四月甲子日	洪大而长
阳明	五月、六月甲子日	浮大而短
少阴	五月甲子日中，七月、八月甲子日	紧细
太阴	九月、十月甲子日	紧细而长
厥阴	十一月、十二月甲子日	沉短而紧

读书笔记

三、扁鹊脉法

扁鹊曰：人一息脉二至谓平脉，体形无苦。人一息脉三至谓病脉。一息四至谓痹者，脱脉气，其眼睛青者，死。人一息脉五至以上，死，不可治也。都（一作声）息病，脉来动，取极五至，病有六七至也。

【白话译文】

扁鹊说：人一呼或一吸脉搏跳动二次，称为正常的脉象，说明形体健康无病。人一呼或一吸脉搏跳动三次，是病脉。人一呼或一吸脉搏跳动四次，主有痹病，是脉气虚衰的缘故。如果病人眼睛出现青色，为危重之证，不可救治。人一呼或一吸脉搏跳动五次以上，属死候，很难治疗了。喘息病，病人一吸脉搏跳动都超过五次，有的病人竟达到六七次。

扁鹊曰：平和之气，不缓不急，不滑不涩，不存不亡，不短不长，不俯不仰，不从（zòng）不横，此谓平脉。肾（一作紧）受如此（一作刚），身无苦也。

不从不横：脉气上下左右不错乱，柔和而有节律。

【白话译文】

扁鹊说：正常调和的脉气，不缓不急，从容不迫。不像滑脉那样往来流利，也不像涩脉那样往来艰涩。脉象似存又亡，似亡又存，表现不显露。轻按脉象不会过于本位，重按本位脉象仍有，不会俯仰不齐，也不会上、下、左、右错乱，这才是正常的脉象。如果肾脉出现这样的脉象，表明身体并无大碍，基本上是健康的。

🌀 **扁鹊曰：脉气弦急，病在肝。少食多厌，里急多言，头眩目痛，腹满，筋挛，癫疾上气，少腹积坚，时时唾血，咽喉中干。相（xiàng）病之法，视色听声，观病之所在，候脉要诀，岂不微乎？脉浮如数，无热者，风也。若浮如数，而有热者，气也。脉洪大者，又两乳房动，脉复数，加有寒热，此伤寒病也。若羸长病，如脉浮溢寸口，复有微热，此痓气病也，如复咳又多热，乍剧乍差，难治也。又疗无剧者，易瘥；不咳者，易治也。**

相病：诊查疾病。

📝 读书笔记

【白话译文】

扁鹊说：如果诊得脉气弦急，说明病变在肝，可出现食欲不佳，食量减少，腹内拘急而多言，头眩目痛，腹部胀满，筋脉挛急，头顶疼痛而气促，小腹积聚癥结，经常吐血，咽喉干燥。诊查之法是通过望色、闻声了解病变的所在，要从望色、闻声结合脉象来做诊断，所以辨脉并不是一件简单的事情。如果诊得脉浮数，身无发热，是风邪为病。如果诊得脉浮数，身有发热，是气分有病。如果邪在脉洪大，又兼见两乳房下垂，脉象又数，且有寒热的，这是伤寒病。假如久病衰弱的人，寸口脉浮大，又有微热者，这是痿气病。如果又见咳嗽、发热，病情有时加重，有时减轻，此病不易治疗。如果病情表现不严重，则易治。无咳嗽症状出现者，更易治疗。

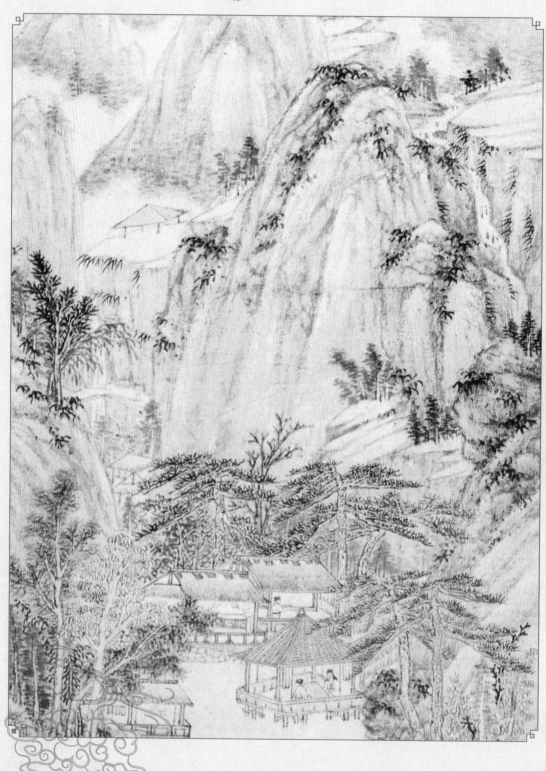

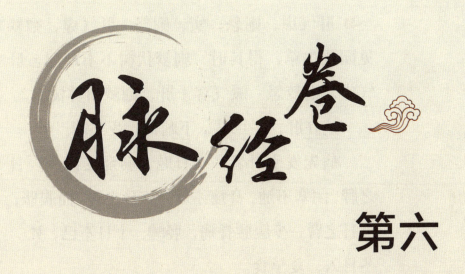

脉经卷第六

　　本篇主要论述了各脏腑病脉证、传变规律、预后及治则，说明了人体经脉所循行的路线，以及各经脉的发病情况。

一、肝足厥阴经病证

肝气虚，则恐；实，则怒。肝气虚，则梦见园苑生草，得其时，则梦伏树下不敢起。肝气盛，则梦怒。厥气客于肝，则梦山林树木。

病在肝，平旦慧，下晡甚，夜半静。

病先发于肝者，头目眩，胁痛支满；一日之脾，闭塞不通，身痛体重；二日之胃，而腹胀；三日之肾，少腹腰脊痛，胫酸；十日不已，死。冬日入，夏早食。

肝脉搏坚而长，色不青，当病坠堕，若搏，因血在胁下，令人喘逆。若软而散，其色泽者，当病溢饮。溢饮者，渴暴多饮，而溢（一作易）入肌皮肠胃之外也。

厥气：此指乘虚逆犯脏腑之邪气。

慧：精神清爽。

读书笔记

【白话译文】

肝气虚则恐惧；肝气实则会愤怒。肝气虚，则梦见草木之类的事物，如果到春季就会梦见人伏卧树下而不敢站起。肝气盛，则会梦中多怒，邪气侵入肝脏，就会梦见山林树木。

患肝病的人，在早晨的时候精神清爽，傍晚的时候病情加重，到半夜时便安静下来。

病先发于肝，症见头晕目眩，胁痛胀满，因木克土，一日传入脾，可出现痞满，闭塞不通，身痛、体重。因脾胃表里相传，故二日传入胃，出现腹胀。因土克水，故三日传入肾，可出现少腹痛，腰脊痛，小腿酸楚。如果十日病势未有好转就会死。在冬天多死于日落时，夏天多死于吃早餐前。

肝脉坚而长，搏击指下，病人面色当青，今反不青，知其病非由内生，当为跌坠或搏击所伤，因瘀血积于胁下，阻碍肺气升降，则使人喘逆；如其脉软而散，面色鲜泽，当发溢饮病，溢饮病则口渴暴饮，为水不化气，而使水气流入肌肉皮肤之间、肠胃之外所引起。

邪气侵犯人体不同部位造成的不同梦境

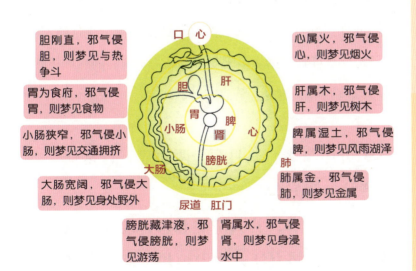

胆刚直，邪气侵胆，则梦见与热争斗

胃为食府，邪气侵胃，则梦见食物

小肠狭窄，邪气侵小肠，则梦见交通拥挤

大肠宽阔，邪气侵大肠，则梦见身处野外

心属火，邪气侵心，则梦见烟火

肝属木，邪气侵肝，则梦见树木

脾属湿土，邪气侵脾，则梦见风雨湖泽

肺属金，邪气侵肺，则梦见金属

膀胱藏津液，邪气侵膀胱，则梦见游荡

肾属水，邪气侵肾，则梦见身浸水中

口　心　肝　胆　胃　脾　小肠　肾　心　大肠　膀胱　尿道　肛门　肺

❧ 肝脉沉之而急，浮之亦然，苦胁下痛，有气支满，引少腹而痛，时小便难，苦目眩头痛，腰背痛，足为逆寒，时癃，女人月使不来，时亡时有，得之少时有所坠堕。

青，脉之至也，长而左右弹，诊曰：有积气在心下，支胠，名曰肝痹。得之寒湿，与疝同法。腰痛，足清，头痛。

弹：搏击之意。

【白话译文】

寸口肝脉轻取或重取皆急促者，病人胁下痛，有气支撑胀满牵引少腹痛，有时小便难通，目眩头痛，腰背痛，两足厥冷，有时小便癃闭，女人月经不调，时无时有，是年少时有跌伤病史的缘故。

面部出现青色，脉来长而左右搏击手指，这是病邪积聚于心下，叫作肝痹，多因受寒湿而得，与疝的病理相同，其症状有腰痛、足冷、头痛等。

❧ 肝中风者，头目瞤，两胁痛，行常伛，令人嗜甘如阻妇状。

瞤：（眼皮）跳动。

肝中寒者，其人洗洗恶寒，翕翕发热，面翕然赤，漐漐有汗，胸中烦热。肝中寒者，其

漐漐：微微出汗的样子。

人两臂不举，舌本（又作大）燥，善太息，胸中痛，不得转侧，时盗汗，咳，食已吐其汁。肝主胸中，喘，怒骂，其脉沉，胸中必窒，欲令人推按之，有热，鼻窒。

　　凡有所坠堕，恶血留内，若有所大怒，气上而不能下，积于左胁下，则伤肝。肝伤者，其人脱肉，又卧，口欲得张，时时手足青，目瞑，瞳人痛，此为肝脏伤所致也。

【白话译文】

　　肝受了风邪的侵袭，症见头部及眼部的肌肉牵动，两胁疼痛，走路时常曲背，病人喜欢吃甜的食物，好像孕妇偏食一样。

　　肝受了寒邪的侵袭，病人洒淅恶寒，轻浅发热，面热而赤，不断微微汗出，胸中烦热。寒邪侵袭肝，病人两手臂不能上举，舌根部干燥，经常叹气，胸中疼痛，身体无法转动，经常盗汗，咳嗽，吃了食物就吐出汁来。肝病主胸闷而气促，怒骂。如出现脉沉，胸中必有窒息感，喜欢让人推按胸部，有发热、鼻塞的症状。

　　凡是从高处坠落跌伤，瘀血就会积留体内，若此时又有大怒的情绪刺激，就会导致气上冲而不下行，血气郁结在胁下，就会使肝脏受伤。肝被损伤，人渐消瘦，睡觉时

读书笔记

常张口呼吸，经常出现手足青色，两眼常闭，瞳仁作痛，这是肝脏受损伤所致。

二、胆足少阳经病证

🌀 胆病者，善太息，口苦，呕宿汁，心澹澹恐，如人将捕之，嗌中介介然，数唾。候在足少阳之本末，亦见其脉之陷下者，灸之；其寒热，刺阳陵泉。善呕，有苦汁，长太息，心中澹澹，善悲恐，如人将捕之。邪在胆，逆在胃，胆溢则口苦，胃气逆则呕苦汁，故曰呕胆。刺三里，以下胃气逆；刺足少阳血络，以闭胆；却调其虚实，以去其邪也。

胆胀者，胁下痛胀，口苦，太息。

厥气客于胆，则梦斗讼。

讼：争辩是非。

/ 读书笔记

【白话译文】

胆腑病变的症状，表现为经常叹长气、口苦、呕吐胆汁、心神不宁、心跳不安，好像有人要抓捕他一样，咽喉中也像有东西梗阻，时时吐唾沫。治疗时，可以在足少阳经循行通路的起点处或终点处取穴。若循行部位出现经脉陷下不起，可用灸法治疗。如胆病出现寒热往来，就应当取用胆腑的下合穴，即本经（足少阳胆经）的阳陵泉穴，来进行治疗。病人时常呕吐，且呕吐物中带有苦水，并常常叹气，心中恐惧不安，害怕有人追捕他，这就是邪气在胆腑，阳气向上逆行入胃中的症状，胆中的汁液外泄就会感觉口苦，胃气上逆就会呕吐苦水，这叫作"呕胆"。治疗的时候应当取足三里穴，降胃气来止住呕吐，并针刺足少阳胆经的血络以消除胆气上逆的症状，还要根据病邪和正气的虚实状况进行斟酌以祛其邪气。

胆胀的表现为胁下胀痛，口舌发苦，叹息频频。

邪气侵犯胆，会梦见与人争辩是非。

三、心手少阴经病证

心气虚，则悲不已；实，则笑不休。心气虚，则梦救火，阳物，得其时则梦燔灼。心气盛，则梦喜笑及恐畏。厥气客于心，则梦丘山烟火。

病在心，日中慧，夜半甚，平旦静。

病先发于心者，心痛；一日之肺，喘咳；三日之肝，胁痛支满；五日之脾，闭塞不通，身痛体重；三日不已，死。冬夜半，夏日中。

读书笔记

【白话译文】

心气虚，则会悲伤不已；心气实，则会大笑不止。心气虚，便梦见救火及雷电，如果到夏季就会梦见大火焚烧。心气偏盛，会出现喜悦、恐惧和畏怯的梦境。由于正气虚弱而邪气侵入心脏，会梦见山丘烟火弥漫。

心脏有病的人，中午的时候精神清爽，半夜时病就加重，早晨时便安静了。

疾病首先发生于心上者，见心痛。如循着相克的次序传变，一日传变到肺部，会出现气喘和咳嗽；三日传变到肝部，会出现胁痛胀满。五日传变到脾部，会出现痞满闭塞不通，身体疼痛，四肢沉重。再过三天如果病仍未愈，就有死亡的危险，冬天多死于半夜，夏天多死于中午时分。

病邪在五脏中的传播

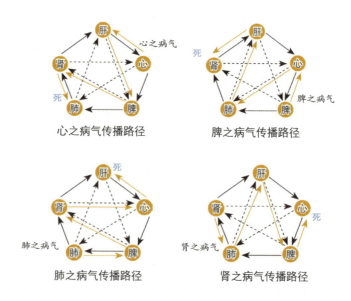

心之病气传播路径　　　脾之病气传播路径

肺之病气传播路径　　　肾之病气传播路径

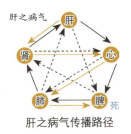

肝之病气传播路径

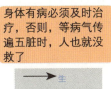

身体有病必须及时治疗，否则，等病气传遍五脏时，人也就没救了

生
克
病气传播

心脉搏坚而长，当病舌卷不能言。其软而散者，当病消渴，自已。心脉沉之小而紧，浮之不<u>喘</u>，苦心下聚气而痛，食不下，喜咽唾，时手足热，烦满，时忘，不乐，喜太息，得之忧思。

喘：此指脉来急速。

赤，脉之至也，喘而坚。诊曰：有积气在中，时害于食，名曰心痹。得之外疾，思虑而心虚，故邪从之。

心脉急，名曰心疝，少腹当有形。其以心为牡脏，小肠为之使，故少腹当有形。

【白话译文】

心脉坚而长，搏击指下，为心经邪盛，火盛气浮，当病舌卷而不能言语；如果心脉软弱散漫，病应见消渴症状。由于心脉软散，心火不炽，所以消渴又会自愈。心脉沉按又小又紧，浮按没有急疾的脉象，出现心下有气结聚而疼

读书笔记

痛、吃不下东西、爱吞口水和吐痰饮、手足常热、心烦胸满、时有健忘、抑郁不乐、爱叹息的症状，是因心里忧虑所致。

面部出现赤色，脉来急疾而坚实，可诊为邪气积聚于中脘，常表现为不思饮食，病名叫作心痹。这种病得之于外邪的侵袭，是由于思虑过度致心气虚弱，邪气乘虚侵入。

心脉劲急，这种病叫心疝，小腹部会出现有形的肿块。心脏为阳脏，小肠与心为表里，小肠位于小腹部，因此小腹会出现有形的肿块。

邪哭：指神情失常之哭泣。

邪哭使魂魄不安者，血气少也。血气少者，属于心。心气虚者，其人即畏（一作衰），合目欲眠，梦远行而精神离散，魂魄妄行。阴气衰者即为癫，阳气衰者即为狂。五脏者，魂魄之宅舍，精神之所依托也。魂魄飞扬者，其五脏空虚也，即邪神居之，神灵所使，鬼而下之，脉短而微，其脏不足，则魂魄不安。魂属于肝，魄属于肺。肺主津液，即为涕泣。肺气衰者，即为泣出。肝气衰者，魂则不安。肝主善怒，其声呼。

读书笔记

【白话译文】

邪气使病人悲伤哭泣和心神不安，这是气血虚少的缘故，因为气血虚少是属于心的疾病。由于心气虚，病人常常引发恐惧情绪，闭目欲睡，梦往远方，这是心气虚少、心神失守、精神不安的缘故。阴气衰，为癫疾；阳气衰，为狂病。五脏中，肝藏魂，肺藏魄，肾藏精，心藏神，所以五脏为魂魄所在和精神所依附的地方。因此，心神失守则飞越，五脏空虚，邪气就会乘虚而入，心神反为鬼邪所制，表现为脉短而微。脏气虚弱则魂魄不安。魂属肝，魄属肺，肺主津液即为涕泣，若肺气衰则涕泣出。肝气衰则魂不安，肝在志为怒，故善怒，其声表现为呼。

心中风者，翕翕发热，不能起，心中饥而欲食，食则呕。

心中寒者，其人病心如啖蒜状。剧者，心痛彻背，背痛彻心，如蛊注。其脉浮者，自吐乃愈。

愁忧思虑则伤心，心伤则苦惊，喜忘，善怒。心伤者，其人劳倦即头面赤而下重，心中痛彻背，自发烦热，当脐跳手，其脉弦，此为心脏伤所致也。

心胀者，烦心，短气，卧不安。

心水者，其人身体重（一作肿），而少气，不得卧，烦而躁，其阴大肿。

肾乘心，必癃。

真心痛，手足清至节，心痛甚，旦发夕死，夕发旦死。

【白话译文】

心感受风邪的侵袭，病人会感到轻浅发热，无法起床，饥而欲食，食后随即吐出。

心感受寒邪的侵袭，病人心里如吃大蒜般辛辣不适，病重的时候，心痛透到背部，背痛透到心部，似里面有虫啃着一样。如果病人脉浮，不因服药而自己会吐的，病就会痊愈。

忧愁思虑过度则伤心，心伤则神失所守，遇事常为惊恐，记忆衰退，易发怒。心受损伤的病人，稍有劳倦，即见头面发赤，下肢沉重，心中疼痛透到背部，自觉烦热，以手按之其脐有跳动感，脉见弦，这是心脏受损的缘故。

心胀病者，心烦，气短，睡卧不安。

心水病者，身体会感到沉重，呼吸短促，睡卧不安，心烦而躁，阴部肿大。

肾水乘心，会见小便不利。

真心痛发作的时候，手足冰冷直达肘膝关节部位，心

读书笔记

痛极其严重，往往早上发作到晚上就死亡，或者晚上发作第二天早上就死亡。

厥病可治，真心痛必死

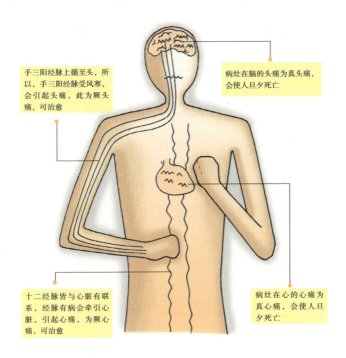

手三阳经脉上循至头，所以，手三阳经脉受风寒，会引起头痛，此为厥头痛，可治愈

病灶在脑的头痛为真头痛，会使人旦夕死亡

十二经脉皆与心脏有联系，经脉有病会牵引心脏，引起心痛，为厥心痛，可治愈

病灶在心的心痛为真心痛，会使人旦夕死亡

四、小肠手太阳经病证

❧ 小肠病者，少腹痛，腰脊控睾而痛，时窘之后，复耳前热。若寒甚，独肩上热，及手小

指次指之间热。若脉陷者，此其候也。

少腹控睾，引腰脊，上冲心，邪在小肠者，连睾系，属于脊，贯肝肺，络心系。气盛则厥逆，上冲肠胃，动肝肺，散于肓，结于厌（一作齐）。故取之肓原以散之，刺太阴以与之，取厥阴以下之，取巨虚下廉以去之，按其所过之经以调之。

肓原：即气海穴，十二原穴之一。

过：失。此指患病。

✏读书笔记

【白话译文】

小肠腑病变的症状，表现为小腹疼痛，腰脊牵引睾丸作痛，有时出现小便窘急以及大小便不利的情况，或者沿手太阳经脉循行的部位发病，耳前发热。假如小肠寒冷厉害，独肩上发热和手小指与无名指之间发热，同时小肠相应的脉却出现陷下脉象，这都属于小肠腑病变的表现。

小腹的牵引会导致睾丸疼痛，并累及腰背和脊骨，向上冲到心胸的部位，这些是邪气在小肠的表现，小肠与睾系相连，向后联属于脊背，它的经脉与肝肺贯通，绕络于心系。所以小肠邪气盛的时候，会出现气机逆行向上的情况，上冲肠胃，振动肝肺，布散在肓膜，积聚在脐部。所以要取气海穴以消散脐部的邪气，用针刺手太阴经的方法来补肺虚，再刺足厥阴经来泻肝实，并刺巨虚、下廉穴以祛除小肠的邪气，同时又要按压小肠经脉所过之处来调和气血。

❥ **小肠有寒，其人下重，便脓血，有热，必痔。**

小肠有宿食，常暮发热，明日复止。

小肠胀者，少腹䐜胀，引腹而痛。

厥气客于小肠，则梦聚邑街衢。

【白话译文】

小肠有寒，病人感觉大便不畅，肛门有重坠感，兼有脓血及热感，必有痔疮。

小肠有积食阻滞，常常傍晚发热，天明又停止。

小肠胀者，症见小腹部胀满，牵引腹部作痛。

邪气侵入小肠，就会梦见身在许多人聚集的交通要道。

五、脾足太阴经病证

❥ **脾气虚，则四肢不用，五脏不安；实，则腹胀，泾溲不利。**

脾气虚，则梦饮食不足，得其时，则梦筑垣盖屋。脾气盛，则梦歌乐，体重，手足不举。厥气客于脾，则梦丘陵大泽，坏屋风雨。

病在脾，日昳慧，平旦甚，日中持，下晡静。

病先发于脾，闭塞不通，身痛体重；一日

読书笔记

之胃，而腹胀；二日之肾，少腹腰脊痛，胫酸；三日之膀胱，背胎筋痛，小便闭；十日不已，死。冬人定，夏晏食。

【白话译文】

脾气虚，则使四肢失去正常功能，五脏失去滋养，致使五脏不安；脾气实，则致腹胀，大小便不利。

脾气虚，会梦见饮食不足，如果到长夏就梦见筑墙盖屋。脾气偏盛，就会出现歌唱、娱乐或身体沉重难举的梦境。邪气侵入脾脏，就会梦见连绵的丘陵和巨大的湖泽，以及风雨之中被毁坏的房屋。

脾有病者，在午后的时间精神清爽，日出时病就加重，傍晚时便安静了。

邪气首先侵入脾脏而发病的，会出现痞满闭塞不通、身体疼痛沉重的症状。第一日病传变到胃，表现为腹胀。第二日传变到肾，表现为少腹部、腰部、脊骨都痛，小腿酸。第三日，传变到膀胱，表现为臀部和脊椎的筋痛，小便不通。如果再过十天疾病还不能治愈，病人就会死亡。冬天死在夜深人静的时候，夏天死在吃晚饭的时候。

🌀 **脾脉搏坚而长，其色黄，当病少气。其软而散，色不泽者，当病足胻肿，若水状。脾脉**

沉之而濡，浮之而虚，苦腹胀，烦满，胃中有热，不嗜食，食而不化，大便难，四肢苦痹，时不仁，得之房内。月使不来，来而频并。

　　黄，脉之至也，大而虚，有积气在腹中，有厥气，名曰厥疝。女子同法。得之疾使四肢，汗出当风。

【白话译文】

　　脾脉坚而长，搏击指下，面部色黄，会出现气短而不通畅的症状；如其脉软而散，面色不泽，为脾虚，不能运化水湿，并出现双足胫水肿的症状。脾脉沉按细软，浮按无力，症见腹胀烦闷而满，胃中有热，不思饮食，吃了也难以消化，大便困难，四肢麻木不仁，此病得自房事之后。若妇女得此病，会出现闭经，或者月经妄行。

　　面色发黄，脉来大而虚，这是病邪积聚在腹中，病人自觉有一股逆气作痛，这种病名叫厥疝，女子也有这种情况，多由剧烈的活动、汗出当风所致。

　　脾病，其色黄，体青，失溲，直视，唇反张，爪甲青，饮食吐逆，体重节痛，四肢不举。其脉当浮大而缓，今反弦急，其色当黄，今反青，此是木之克土，为大逆，十死不治。

厥疝：病名。出自《素问·玉脏生成篇》。为寒疝中的一种。由腹中积寒上逆，症见脐周绞痛，脘痛，恶心，口吐冷涎，四肢厥冷，脉象虚大。

读书笔记

【白话译文】

脾病，出现面色黄，肌肤带有青色，遗尿不禁，目直视，唇外翻，爪甲发青，饮食后即吐逆，身体沉重，关节痛，手无法上举等症状。此时脉应当浮大而缓，现在反而弦急；肌肤应当为黄色，现在反见青色，这是木克土，大为反常的逆证，必死无疑。

六、胃足阳明经病证

🌀 胃病者，腹胀，胃脘当心而痛，上支两胁，膈咽不通，饮食不下，取三里。

饮食不下，隔塞不通，邪在胃脘。在上脘，则抑而刺之；在下脘，则散而去之。

胃脉搏坚而长，其色赤，当病折髀。其软而散者，当病食痹，髀痛。胃中有癖，食冷物者，痛，不能食；食热即能食。胃胀者，腹满，胃脘痛，鼻闻焦臭，妨于食，大便难。

诊得胃脉，病形何如？曰：胃实则胀，虚则泄。病先发于胃，胀满；五日之肾，少腹腰脊痛，胫酸；三日之膀胱，背胠筋痛，小便闭；五日上之脾，闭塞不通，身痛体重（《灵枢》云：

食痹：病名。出自《素问·脉要精微论》。因痰饮瘀血留滞胃脘，所致食已即心下痛，吐出乃止之证。

上之心）。六日（一作三日）不已，死，冬夜半后，夏日昳。

【白话译文】

胃腑病变的症状表现为腹部胀满，胃脘部的心窝处疼痛，两胁作痛，胸膈和咽部阻塞不通，使饮食不能下咽，治疗可取胃腑的下合穴，即本经（足阳明胃经）的足三里穴。

饮食不能下咽或者感觉胸膈阻塞不通，这是病邪存留在胃脘的症状。邪在上脘，就用针刺上脘来抑制邪气的上逆而使气下行；邪在下脘，就用针刺下脘的散法以除去积存的寒滞。

胃脉坚而长，搏击指下，面色赤，大腿疼痛如折断一样髀痛如折；如其脉软而散的，则胃气不足，会出现食后腹部胀满不通的症状。胃中有痞积，吃冷物则胃痛而无法进食，吃热物则能食。胃胀的表现为腹中胀满，胃脘疼痛，鼻中常常闻到焦臭的气味，无食欲，大便不利。

诊查到胃脉有病，会出现什么病变呢？答：如果胃脉实就会出现脘腹胀满，如果胃脉虚就会出现腹泻。病先发生在胃，症见胀满，五日传入肾，症见少腹、腰、脊痛，小腿酸。再三日又传入膀胱，症见背和脊的筋痛，小便不通。复经五日病又上传入脾，症见痞满闭塞不通，身痛，体重。再过六天如果病仍未愈，就有死亡的危险，冬天多死于夜半后，夏天多死于中午后。

读书笔记

🌀 脉浮而芤，浮则为阳，芤则为阴，浮芤相搏，胃气生热，其阳则绝。

跌阳脉浮者，胃气虚也。跌阳脉浮大者，此胃家微，虚烦，圊必日再行。芤而有胃气者，脉浮之大而软，微按之芤，故知芤而有胃气也。

跌阳脉数者，胃中有热，即消谷引食。跌阳脉涩者，胃中有寒，水谷不化。跌阳脉粗粗而浮者，其病难治。跌阳脉浮迟者，故久病。跌阳脉虚则遗溺，实则失气。

动作头痛重，热气朝者，属胃。

厥气客于胃，则梦饮食。

【白话译文】

脉浮而芤，浮是阳象，芤是阴象，浮芤脉相搏，胃气生热，阳气无法入阴，被隔绝在外。

跌阳脉浮，是胃气虚弱所致。跌阳脉浮而大，是胃气微弱，病人感到虚烦，每日必两次以上大便。芤脉而有胃气的，应当是轻按大而软，稍重按，又得中空软而两边实，这样可测知芤脉是有胃气的。

跌阳脉数，是胃中有热，消化力强，容易饥饿。跌阳脉涩，是胃中有寒，水谷不能消化。跌阳脉粗大而浮，属病难治。跌阳脉浮迟，是患久病的证候。跌阳脉虚，则遗尿；脉实，则矢气多。

病人劳作时，头痛而重，定时发热，属胃的病变。

邪气侵犯胃部，常于梦中得饮食。

七、肺手太阴经病证

肺气虚，则鼻息利，少气；实，则喘喝，胸凭仰息。肺气虚，则梦见白物，见人斩血藉藉，得其时，则梦见兵战；肺气盛，则梦恐惧，哭泣。厥气客于肺，则梦飞扬，见金铁之器奇物。

病在肺，下晡慧，日中甚，夜半静。

病先发于肺，喘咳；三日之肝，胁痛支满；一日之脾，闭塞不通，身痛体重；五日之胃，腹胀；十日不已，死。冬日入，夏日出。

肺脉搏坚而长，当病唾血。其濡而散者，当病漏汗（漏，一作灌），至今不复散发。

藉藉：杂乱众多的样子。

【白话译文】

肺气虚，鼻息虽通畅，但气短不足；肺气实，则气促声粗，胸部满闷壅塞而仰面呼吸。肺气虚，则梦见白色的

读书笔记

东西，或梦见杀人流血、尸横遍野，如果到秋季就会梦见兵战；肺气偏盛，则会出现恐惧、哭泣的梦境。邪气侵入肺脏，则会梦见飞扬腾越，或看到金属类奇形怪状的东西。

肺有病的人，傍晚的时候会好一些，到中午时病就加重，到半夜时变安静了。

邪气首先侵入肺脏而发病的，则出现喘促，咳嗽。三日传入肝，胁痛，支撑胀满。再一日又传入脾，出现脾满闭塞不通，身痛，体重。五日又传入胃，出现腹胀。如果再过十天还不能治愈，病人就会死亡。冬天死在日落的时候，夏天死在日出的时候。

肺脉坚而长，搏击指下，为火邪犯肺，病人痰中带血；其脉软而散，为肺脉不足，病人汗出不止，在这种情况下，不可再用发散的方法治疗。

肺脉沉之而数，浮之而喘，苦洗洗寒热，腹满，肠中热，小便赤，肩背痛，从腰以上汗出。得之房内，汗出当风。

白，脉之至也，喘而浮大，上虚下实，惊，有积气在胸中，喘而虚，名曰肺痹，寒热，得之因醉而使内也。

肺中风者，口燥而喘，身运而重，冒而

肿胀。

肺中寒者，其人吐浊涕。

形寒寒饮则伤肺，以其两寒相感，中外皆伤，故气逆而上行。肺伤者，其人劳倦则咳唾血。其脉细紧浮数，皆吐血，此为躁扰嗔怒得之，肺伤气㧑所致。

㧑：㧑通壅。

【白话译文】

肺脉沉取而数，浮取而急，病人出现恶寒发热，腹满，肠中热感，小便赤，肩背痛，腰以上汗出，为房事后汗出受风。

面部出现白色，脉来急疾而浮，这是上虚下实，故常出现惊骇，病邪积聚于胸中，胸中邪气压迫肺而致喘息，但肺气本身虚弱，这种病叫作肺痹，它有时发寒热，常因醉后行房而诱发。

风邪侵袭肺脏，导致口中干燥而气喘，身体活动后感到沉重，头晕而肿胀。

寒邪侵袭肺脏，病人吐浊涕。

形体受寒，又喝冷水，因为同时感受两种寒邪，使在内的肺脏和在外的皮毛都受到损害，所以会导致肺气上逆。肺气受伤的病人，稍劳倦则咯血、唾血。脉细紧浮数，均会吐血，由于操劳、烦扰、嗔怒，为肺伤气壅所致。

读书笔记

❥ 肺病，身当有热，咳嗽，短气，唾出脓血。其脉当短涩，今反浮大，其色当白，而反赤者，此是火之克金，为大逆，十死不治。

【白话译文】

肺病应当会出现发热，咳嗽气促，咳唾脓血，其脉应当短涩，今反出现浮大脉，其面色应当苍白，而反见赤色，这是火克金的征象，是大为反常的逆证，必死无疑。

八、大肠手阳明经病证

❥ 大肠病者，肠中切痛而鸣濯濯，冬日重感于寒则泄，当脐而痛，不能久立。与胃同候。取巨虚上廉。

肠中雷鸣，气上冲胸，喘，不能久立，邪在大肠。刺肓之原、巨虚上廉、三里。

大肠有寒，鹜溏；有热，便肠垢。

大肠有宿食，寒栗发热，有时如疟状。

大肠胀者，肠鸣而痛，寒则泄，食不化。

厥气客于大肠，则梦田野。

读书笔记

【白话译文】

大肠腑病变的症状表现为肠中急痛，因水气在肠中往来冲激而发出肠鸣。如果冬天再受寒邪，就会立即引起泄泻，并在脐周发生疼痛，其痛难忍，痛时不能久立。因大肠与胃相连，故与胃同候，所以应该取用大肠腑的下合穴，即足阳明胃经的上巨虚穴来进行治疗。

肚子中常有声响，且有气向上冲到胸部，呼吸急促而不能长时间站立，这些都是邪气在大肠的表现，治疗时应针刺气海穴、上巨虚穴、上廉穴、足三里穴这几个穴位。

大肠有寒，多水粪夹杂而下，青黑如鸭粪；大肠有热，会有黏液排出。

大肠有宿食，则恶寒战栗、发热，有时如疟状。

大肠胀者可出现肠鸣疼痛，若感受寒邪，则大便泄泻与饮食不消化。

邪气侵入大肠，则会梦见身在田间野外。

九、肾足少阴经病证

肾气虚，则厥逆；实，则胀满，四肢正黑。肾气虚，则梦见舟船溺人，得其时，梦伏水中，若有畏怖；肾气盛，则梦腰脊两解不相属。厥气客于肾，则梦临渊，没居水中。

读书笔记

病在肾，夜半慧，日乘四季甚，下晡静。

病先发于肾，少腹腰脊痛，胫酸。三日之膀胱，背胛筋痛，小便闭。二日上之心，心痛。三日之小肠，胀。四日不已，死。冬大晨，夏晏晡。

【白话译文】

肾气虚，则四肢寒冷；肾气实，则胀满，四肢纯黑色。肾气虚，可梦见船，或梦见水淹死人，如果到冬季则会梦见潜伏水下非常恐惧；肾气偏盛，则会有腰脊分离而不相连接的梦境。邪气侵入肾脏，则会梦见站在深渊的边沿或浸没在水中。

肾有病者，在半夜的时候好一些，在一日当中辰、戌、丑、未四个时辰病情加重，在傍晚时便安静了。

邪气首先侵入肾脏而发病，可见小腹、腰部、脊椎疼痛，小腿酸。三日病传膀胱，背部和脊部筋痛，出现小便闭塞。再过二日，病传到心，出现心区痛。再过三日病传到小肠，出现小肠局部胀。如果再过四天疾病还不能治愈，病人就会死亡。冬天死在天大亮的时候，夏天死在黄昏的时候。

肾脉搏坚而长，其色黄而赤，当病折腰。其软而散者，当病少血。

肾脉沉之大而坚，浮之大而紧，苦手足骨肿，厥，而阴不兴，腰脊痛，少腹肿，心下有水气，时胀闭，时泄。得之浴水中，身未干而合房内，及劳倦发之。

黑，脉之至也，上坚而大，有积气在少腹与阴，名曰肾痹。得之沐浴清水而卧。

凡有所用力举重，若入房过度，汗出如浴水，则伤肾。

肾胀者，腹满引背央央然，腰髀痛。

肾水者，其人腹大，脐肿，腰重痛，不得溺，阴下湿如牛鼻头汗，其足逆寒，大便反坚。

肾著之为病，从腰以下冷，腰重如带五千钱。肾著之病，其人身体重，腰中冷如冰状（一作如水洗状。一作如坐水中，形如水状）。反不渴，小便自利，食饮如故，是其证也。病属下焦。从身劳汗出，衣里冷湿故，久久得之。

肾著：由寒湿内着于肾所致的病证。

✎读书笔记

【白话译文】

肾脉坚长，搏击指下，面色黄而带赤，是心脾之邪盛侵犯于肾，肾受邪伤，表现为腰痛如折断；如其脉软而散者，表现为精血虚少。

肾脉重按大而坚，轻按紧而大的，症见手足骨节冷而肿，阳痿不举，腰脊痛，少腹肿，心下有水气，腹胀便闭，时而泄泻。病得自浴后身未干时，而行房事，以及劳力过度所致。

面部出现黑色，脉象坚实而大，这是病邪积聚在小腹与前阴，叫作肾癖，多因冷水沐浴后睡卧受凉所引起。

凡有提举重物用力过度，或房事过度，出汗后又用冷水淋浴，就会使肾脏受伤。

肾胀的症状为腹中胀满致使背脊不畅，腰髀部疼痛。

肾水病的病人，症见腹部胀大，脐部肿，腰部沉重而痛，小便不利，阴部像牛鼻出汗一样湿润，足部逆冷，大便反而坚硬。

肾著的病，病人自感腰部以下寒冷，腰部沉重，好像带五千铜钱那样重。肾著的病证，病人身体沉重，腰中寒冷如冰样，口反不渴，小便自利，饮食如常，这就是肾著的病证了。病属下焦，其原因是身体过劳、汗出衣服湿冷，经久而得病的。

🌀**肾病，手足逆冷，面赤目黄，小便不禁，骨节烦疼，少腹结痛，气冲于心。其脉当沉细而滑，今反浮大；其色当黑，而反黄。此是土之克水，为大逆，十死不治。**

【白话译文】

肾病，症见手足寒冷，面赤目黄，小便不禁，骨节烦疼，小腹部拘急而痛，气上冲心。其脉象应是沉滑细，今反浮大，病人面色应当黑色，反见黄色，属于土克水，是大为反常的逆证，必死无疑。

十、膀胱足太阳经病证

膀胱病者，少腹偏肿而痛，以手按之，则欲小便而不得，肩上热。若脉陷，足小指外侧及胫踝后皆热。若脉陷者，取委中。

膀胱胀者，少腹满而气癃。

病先发于膀胱者，背膂筋痛，小便闭。五日之肾，少腹、腰脊痛，胫酸。一日之小肠，胀。一日之脾，闭塞不通，身痛体重。二日不已，死。冬鸡鸣，夏下晡（一云日夕）。

厥气客于膀胱，则梦游行。

【白话译文】

膀胱腑病变的症状表现为小腹部偏肿、疼痛，若用手按压痛处，就会产生尿意，却又不能排出。由于膀胱经脉起于足小趾外侧，循胫踝上行于肩背部，所以当足小趾外侧、胫踝及肩部发热，或是这些部位的经脉循行处陷下不起时，可以取膀胱腑的下合穴，即本经（足太阳膀胱经）的委中穴，来进行治疗。

膀胱胀的表现为小腹胀满且小便不通。

邪气首先侵入膀胱而发病，可出现背脊筋痛，小便不通。五日传至肾，出现少腹、腰、脊痛，小腿酸。再过一日，传至小肠，出现小腹胀。再过一日，传到脾，出现痞满闭塞不通，身体痛而沉重，如果再过两日疾病还不能治愈，病人就会死亡。冬天死在早晨鸡鸣的时候，夏天死在黄昏的时候。

邪气侵犯膀胱，则会梦见到处游走。

十一、三焦手少阳经病证

🌀 三焦病者，腹胀气满，小腹尤坚，不得小便，窘急，溢则为水，留则为胀。候在足太阳之外大络，在太阳、少阳之间，赤见于脉。取委阳。

少腹病肿，不得小便，邪在三焦约。取太阳大络，视其络脉与厥阴小络结而血者。肿上及胃脘，取三里。

三焦胀者，气满于皮肤，壳壳然而不坚，不疼。

热在上焦，因咳为肺痿。热在中焦，因腹坚。热在下焦，因溺血。

【白话译文】

三焦腑病变的症状，表现为腹气胀满，小腹部尤为满硬坚实，小便不通而甚感急迫。小便不通则导致水道不利，水道不利则导致水液无所出，如果水溢于皮下则会水肿，如果水停留在腹部则会形成水胀病。诊查此病，可观察足太阳膀胱经外侧大络的变化，此大络在足太阳膀胱经与足少阳胆经之间，若此处脉出现赤色，治疗时应取三焦腑在下肢的下合穴，即足太阳膀胱经的委阳穴。

小腹部疼痛、肿胀，小便不利，这是邪在膀胱的症状，治疗时应取足太阳经的大络委阳穴针刺，观察足太阳经的大络与厥阴经的小络，其中如有瘀血积聚，就用针刺的方法来除去瘀血。如果小腹部肿痛向上连及胃脘，取足三里穴刺治。

三焦胀的表现为气充塞于皮肤中，用手按时浮而不坚实，不疼痛。

上焦发热，因咳嗽而成肺痿；中焦发热，因而腹部硬满。下焦发热，因而尿血。

读书笔记

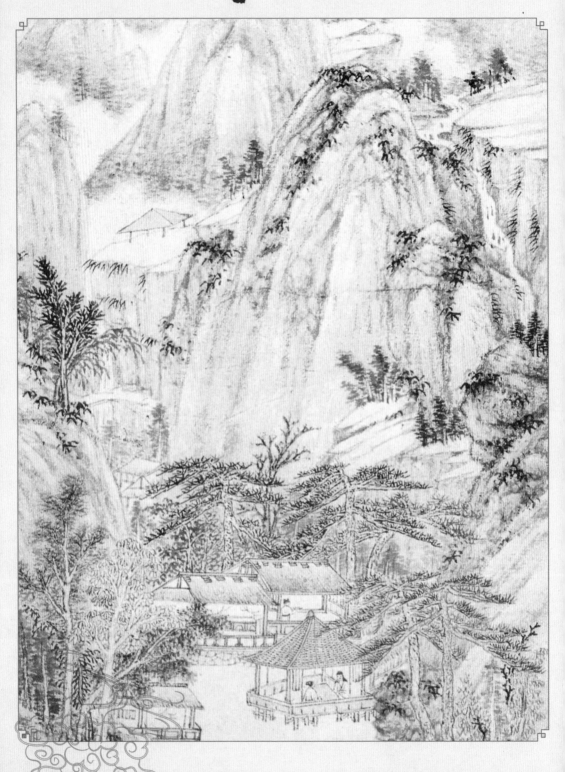

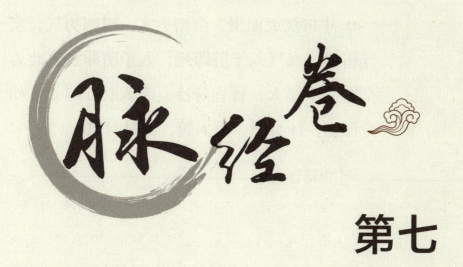

脉经卷 第七

名家带你读

　　本篇主要论述了卒尸厥、阴阳毒、百合病、狐惑病、霍乱、转筋、中风病、历节病、消渴病、淋病、胸痹、奔豚病等病的脉象、证候和治疗方法。

一、平卒尸厥脉证

> 寸口沉大而滑，沉则为实，滑则为气，实气相搏，血气入于脏即死，入于腑即愈，此为卒厥。不知人，唇青身冷，为入脏，即死；如身温和，汗自出，为入腑，而复自愈。

【白话译文】

寸口脉沉大而滑，沉主实，滑主气，实与气相互结合，血气入脏即死，入腑则愈，这称为卒厥。病人症见忽然昏倒，不省人事，口唇呈现青紫，浑身冰冷，这是血气入脏的表现，很快会导致死亡。如果身体温和，汗自出，这是入腑的表现，可能会自行转愈。

二、平阳毒阴毒百合狐惑脉证

> 阳毒为病，身重腰背痛，烦闷不安，狂言，或走，或见鬼，或吐血下痢，其脉浮大数，面赤斑斑如锦纹，喉咽痛，唾脓血。五日可治，至七日不可治也。有伤寒一二日便成阳毒。或服药吐、下后变成阳毒，升麻汤主之。

> 阴毒为病，身重背强，腹中绞痛，咽喉不

锦纹：织锦上的花纹。此指条状或块状的斑疹。

利，毒气攻心，心下坚强，短气不得息，呕逆，唇青面黑，四肢厥冷，其脉沉细紧数，身如被打。五六日可治，至七日不可治也。或伤寒初病一二日，便结成阴毒。或服药六七日以上至十日，变成阴毒，甘草汤主之。

【白话译文】

阳毒的病证，出现身体重，腰背痛，心中烦闷不安，狂言乱语，到处走动，或作见鬼之状，或吐血，下利，脉象浮大数，面见红斑，像锦上的花纹，咽喉疼痛，口吐脓血。此病不可拖延，发病五日以内还可以治疗，到了七日就难治了。有的伤寒病病人，只一二日就变成阳毒证。有的因服药或误吐下后变成阳毒证，可用升麻汤治疗。

阴毒的病证，出现身体重背硬，腹中绞痛，咽喉不利，如果毒气攻心，则心下坚硬，短气，呼吸感到困难，呕逆，唇青，面黑，四肢厥冷，脉象沉细紧数，遍身疼痛，好像被打一样。此病不可拖延，五六日内尚可治疗，过了七日就难治了。有的伤寒病病人，才一二日就变成阴毒证；有的经服药治疗六七日以上至十日以内，变成阴毒证，可用甘草汤治疗。

🌀**百合之为病，其状常默默欲卧，复不能卧，或如强健人，欲得出行，而复不能行，意欲得**

默默：指病人精神不振，沉默不语的样子。

食，复不能食，或有美时，或有不用闻饮食臭时，如寒无寒，如热无热，朝至口苦，小便赤黄，身形如和，其脉微数。**百脉一宗**，悉病，各随证治之。百合病，见于阴者，以阳法救之；见于阳者，以阴法救之。见阳攻阴，复发其汗，此为逆，其病难治；见阴攻阳，乃复下之，此亦为逆，其病难治。

百脉一宗：指人体血脉分之可百，但其同归心肺所主则一。"宗"，"本"也，"聚"也之谓。

【白话译文】

百合病的症状表现为经常出现沉默不语，想睡觉又睡不着，或像健康的人，想行走又走不动，想吃又吃不下，有时食欲大振，有时又不思饮食，而且怕闻到食物的气味，怕冷又没有寒证，发热又没有热证，晨起口中发苦，小便黄赤，从形体上来观察，并无明显的病态，但脉象表现出微而兼数，因为百脉同出一源，一脉变阻，全身百脉都会受到影响，应当根据不同的证候来进行治疗。患百合病，如果出现阴寒证，应该用温阳散寒法；如果出现阳热证，则应该用滋阴清热法。如果出现阳热证，反用温阳散寒法治疗，又再发其汗，属于逆治（误治），难治愈；如果出现阴寒证，却用滋阴清热法治疗，又服用泻下药，这也属于逆治（误治），病难治愈。

读书笔记

狐惑为病，其状如伤寒，默默欲眠，目不得闭，卧起不安。蚀于喉为惑，蚀于阴为狐。狐惑之病，并不欲饮食，闻食臭，其面目乍赤、乍白、乍黑。其毒蚀于上者，则声嗄（yè），其毒蚀下部者，咽干。蚀于上部，泻心汤主之。蚀于下部，苦参汤淹洗之；蚀于肛者，雄黄熏之。

声嗄：指说话声音嘶哑或喧塞不利。

其人脉数，无热微烦，默默欲卧，汗出。初得三四日，目赤如鸠眼，得之七八日，目四眦黄黑，若能食者，脓已成也，赤小豆当归散主之。

病人或从呼吸上蚀其咽，或从下焦蚀其肛阴。蚀上为惑，蚀下为狐。狐惑病者，猪苓散主之。

【白话译文】

患狐惑病，症状表现与伤寒病类似，病人沉默想睡，却不能闭目安眠，睡卧时又想起身，神情不安。虫毒侵蚀于上部咽喉称为惑，侵蚀于下部前后二阴称为狐。病人不想吃东西，很怕闻到饮食的气味，同时面色及眼睛的颜色变化无常，有时红，有时黑，有时白。如果腐蚀于咽喉，会出现声音嘶哑，应当服用泻心汤治疗。虫毒腐蚀于前阴

读书笔记

部，会出现咽喉干燥，用苦参汤外洗。腐蚀于肛门，用雄黄外熏。

病人出现数脉，没有发热，感觉稍微烦躁，沉默无语，只想睡觉，身体出汗。初得病的三四天，双眼红得像斑鸠的眼睛一样，等到七八天时，两眼的内、外眦变黑；如果此时能吃东西，提示热毒蕴结于血分而形成痈脓。应当服用赤小豆当归散治疗。

病人或者从上呼吸道腐蚀咽喉，或者从下腐蚀肛阴。侵蚀上部的称为惑，侵蚀下部的称为狐，患狐惑病，可以服用猪苓散治疗。

三、平霍乱转筋脉证

🌀 问曰：病有霍乱者何？师曰：呕吐而利，此为霍乱。

问曰：病者发热，头痛，身体疼，恶寒，而复吐利，当属何病？师曰：当为霍乱。霍乱吐利止，而复发热也。伤寒，其脉微涩，本是霍乱，今是伤寒，却四五日，至阴经上，转入阴必吐利。

转筋为病，其人臂脚直，脉上下行，微弦，转筋入腹，鸡屎白散主之。

霍乱：病名，形容病势急而变化快，得霍之间，便致撩乱，因而名为霍乱。

【白话译文】

问：疾病中有称为霍乱，其症状是怎样的呢？师答：呕吐与腹泻并作，病势急骤，顷刻间有挥霍撩乱之势的，即所谓的霍乱。

问：病有发热头痛，身疼恶寒，上吐下泻，这是什么病？师答：此病叫霍乱。霍乱自以吐泻为主证，又有吐泻止后，再次发热。此病伤于寒邪，然而脉象却出现微涩，因为开始是霍乱，现在是复感寒邪，经过四五日后，传至阴经的时候，邪转入阴，必然还会出现吐泻的症状。

转筋这种病，病人的臂、腿筋挛急，不能转动，脉象三部皆微弦，转筋上连腹部的，用鸡屎白散治疗。

四、平中风历节脉证

❧ **夫风之为病，当半身不遂，或但臂不遂者，此为痹。脉微而数，中风使然。**

头痛脉滑者，中风，风脉虚弱也。

寸口脉浮而紧，紧则为寒，浮则为虚，虚寒相搏，邪在皮肤。浮者血虚，络脉空虚，贼邪不泻，或左或右，邪气反缓，正气则急，正气引邪，喎僻不遂。邪在于络，肌肤不仁。邪在于经，则重不胜。邪入于腑，则不识人。邪入于脏，舌即难言，口吐于涎。

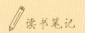

读书笔记

寸口脉迟而缓，迟则为寒，缓则为虚。荣缓则为亡血，卫迟则为中风。邪气中经，则身痒而瘾疹。心气不足，邪气入中，则胸满而短气。

趺阳脉浮而滑，滑则谷气实，浮则汗自出。

少阴脉浮而弱，弱则血不足，浮则为风，风血相搏，则疼痛如掣。

趺阳脉：在足背上五寸骨间动脉处，即冲阳穴，可候胃气变化。

少阴脉：此指太溪穴处的动脉，在足内踝后跟骨上，动脉陷中处。

【白话译文】

患中风病，表现为半身不能随意活动，如果出现一侧手臂不能随意活动，属于痹证。脉象微而数，属于中风病的脉象。

头痛脉滑者，是中风，风的脉象是虚弱的。

寸口脉出现浮紧的脉象，紧脉表示为感受寒邪，浮脉表示为卫气不足的虚证，是由于寒邪与虚损的正气相争，寒邪胜故留滞于肌肤。浮脉是因为血虚，导致络脉空虚，以致外邪留滞不去，乘虚留于身体的左侧或右侧，受邪的一侧，由于络脉痹阻，松弛不用；健康的一侧，则气血运行正常，因此反而显得比较紧张拘挛。由于健康的一侧牵引病邪，出现口眼向健康的一侧歪斜。如果邪气侵犯络脉，导致肌肤失养，则会出现肌肤麻木；如果邪气侵犯经脉，导致肢体失养，则会出现肢体沉重无力；如果邪气侵犯入

读书笔记

腑，导致神明失养，则会出现神志不清；如果邪气侵犯入脏，由于阴脉皆连于舌本，脏气不能达于舌下，则会出现口流涎，不能说话。

如果寸口部出现迟缓的脉象，迟脉表示为寒，缓脉表示为虚。营阴亏虚是由于失血过多，卫气亏虚则是由于风邪损伤。如果风寒邪气乘虚侵入经脉，则会出现全身痒而发为瘾疹；如果心气不足，又感受邪气，则会出现胸部胀满和短气。

如果趺阳部出现浮滑的脉象，滑脉表示为胃肠中的谷气壅聚成实，浮脉表示为里热炽盛而出汗。

如果少阴部出现浮滑的脉象，弱脉表示为阴血虚少，浮脉表示为外感风邪，风邪与血虚抟结，导致经脉痹阻不通，则出现关节牵制疼痛。

盛人脉涩小，短气，自汗出，历节疼，不可屈伸，此皆饮酒汗出当风所致也。

寸口脉沉而弱，沉则主骨，弱则主筋；沉则为肾，弱则为肝。汗出入水中，如水伤心，历节黄汗出，故曰历节也。

味酸则伤筋，筋伤则缓，名曰泄。咸则伤骨，骨伤则痿，名曰枯。枯泄相搏，名曰断泄。荣气不通，卫不独行，荣卫俱微，三焦无所御，

盛人：指的是外形肥胖的人。

三焦无所御：御作"统驭""统治"解，指营卫之气不能灌通三焦，空虚也。

四属断绝：身体
四肢的气血营
养得不到供给。

尪羸：瘦弱。

四属断绝，身体羸瘦，独足肿大，黄汗出，胫冷，假令发热，便为历节也。病历节，疼痛不可屈伸，乌头汤主之。

诸肢节疼痛，身体尪（wāng）羸，脚肿如脱，头眩短气，温温欲吐，桂枝芍药知母汤主之。

【白话译文】

如果肥胖者出现涩小的脉象，症状表现为呼吸气短，自汗，全身关节疼痛，屈伸不利，这是由饮酒后出汗、又感受风邪所致。

如果寸口部出现沉而弱的脉象，沉脉主骨病，弱脉主筋病，故沉脉为肾病，弱脉为肝病。汗为心液，如果人体出汗后浸入水中，汗与水湿相互搏击，不仅损伤心气，出现黄汗，汗湿还会流注于关节，引起关节肿痛，称为历节病。

酸味食物容易伤筋，筋受伤则肌肉弛缓，称为泄。咸味食物容易伤骨，骨受伤则痿软无力，称为枯。筋缓与骨痿相合，称为断泄。如果营气不通，则卫气不能运行；如果营卫都虚弱，三焦功能失职，不能输送精气，则四肢失养，身体瘦弱，唯独两脚肿大，出黄汗，小腿发凉，如果兼有发热，则属于历节病。患历节病，出现关节疼痛，不能随意屈伸，应当服用乌头汤治疗。

全身各个关节疼痛，身体瘦弱，两脚肿胀而又麻木，像是要与肢体完全脱离一样，头晕，呼吸气短，时时想要呕吐，应当服用桂枝芍药知母汤治疗。

五、平消渴小便利淋脉证

　💬 **师曰：厥阴之为病，消渴，气上冲心，心中疼热，饥而不欲食，食即吐，下之不肯止。**

　　寸口脉浮而迟，浮则为虚，迟则为劳。虚则卫气不足，迟则荣气竭。趺阳脉浮而数，浮则为气，数则消谷而紧（《要略》紧作大坚），气盛则溲数，溲数则紧（《要略》作坚）。紧数相搏，则为消渴。

　　男子消渴，小便反多，以饮一斗，小便一斗，肾气丸主之。

消渴：此指严重的口渴引饮，是厥阴病热盛时的一个症状，与下文杂病中的多饮、多食、多尿之三消病有所不同。

【白话译文】

　　师说：患厥阴病的症状表现为口渴而饮水不停，气逆向上冲心，心中疼痛灼热，感觉饥饿又不想进食，食后又吐出。如果误用下法治疗，就会导致腹泻不止。

　　如果寸口部出现浮迟的脉象，浮脉表示为虚证，迟脉表示为劳证，虚属于卫气不足，劳则属于营气衰竭。如果

读书笔记

跃阳脉出现浮数的脉象，浮脉表示为胃中邪气充盛，数脉表示为胃热，胃热则消谷善饥且大便坚硬，胃中邪气充盛，则水湿渗于膀胱而小便频数，小便频数则大便更为坚硬，小便频数与大便坚硬同时出现，就属于消渴病。

男子患消渴病，由于肾气衰微，不能蒸腾化气以摄水，水尽趋于下，因此小便反而增多，喝水一斗，也小便一斗，应当服用肾气丸治疗。

🍂 **师曰：热在（一作结）下焦则溺血，亦令人淋闭不通。淋之为病，小便如粟状，少腹弦急，痛引脐中。寸口脉细而数，数则为热，细则为寒，数为强吐。跃阳脉数，胃中有热，则消谷引食，大便必坚，小便则数。少阴脉数，妇人则阴中生疮，男子则气淋。淋家不可发汗，发汗则必便血。**

【白话译文】

师说：热气结在下焦，就会出现尿血，也会使人小便淋闭而不通畅。患淋病，症状表现为小便不通畅，排尿频数而量少，且有犹如粟状的东西点滴而出，小腹拘急紧张，疼痛牵引到脐中。寸口脉象细而数，脉数主热，脉细主寒。这种数脉是由强力呕吐所致。跃阳脉出现数脉，胃中有邪热，则会出现消谷善饥，大便必定坚硬，小便必定次数增多。少阴肾脉数，妇人则表现为阴部生疮，男子则表现为病气淋。患淋病，不可妄用发汗法，否则就会出现尿血的症状。

六、平胸痹心痛短气贲豚脉证

师曰：夫脉当取太过与不及，阳微阴弦，则胸痹而痛。所以然者，责其极虚也。今阳虚知在上焦，所以胸痹心痛者，以其脉阴弦故也。

胸痹之病，喘息咳唾，胸背痛，短气，寸口脉沉而迟，关上小紧数者，瓜蒌薤白白酒汤主之。

平人无寒热，短气不足以息者，实也。

【白话译文】

师说：诊脉时，应当注意脉象的太过与不及。如果寸口部出现微脉，尺部出现弦脉，属于胸痹心痛的病证。这是因为上焦的阳气不足，所以寸口部出现微脉；阴邪壅聚于下，因此尺部的脉象弦，才会出现胸痹心痛的病证。

患胸痹病，症状表现为喘息，咳嗽，吐痰涎，胸背部疼痛，气短，寸口部出现沉迟的脉象，关部出现小紧数的脉象，用瓜蒌薤白白酒汤治疗。

阳微阴弦：关前为阳，关后为阴。阳微，指寸脉微；阴弦，指尺脉弦。

读书笔记

病人没有恶寒发热的症状，却突然出现气急短促、呼吸不利的症状，属于实证。

贲豚（tún）病者，从少腹起，上冲咽喉，发作时欲死，复止，皆从惊得。其气上冲胸，腹痛，及往来寒热，贲豚汤主之。

师曰：病有贲豚，有吐脓，有惊怖，有火邪，此四部病皆从惊发得之。

【白话译文】

奔豚气发病时，病人自觉有气从小腹上冲到咽喉，痛苦至极，之后又如正常人一样，这种病是由惊恐等精神刺激所引起的。患奔豚病，发病时有气上冲胸部，腹部疼痛，寒热往来，应当服用奔豚汤治疗。

师说：奔豚、吐脓、惊怖、火邪，这四种病，都是由于过度惊恐导致的。

七、平腹满寒疝宿食脉证

趺阳脉微弦，法当腹满，不满者必下部闭塞，大便难，两胠（一云脚）疼痛，此虚寒从下上也。当以温药服之。

病者腹满，按之不痛为虚，痛者为实，可下之。舌黄未下者，下之黄自去。腹满时减，减复如故，此为寒，当与温药。

趺阳脉紧而浮，紧则为痛，浮则为虚，虚则肠鸣，紧则坚满。

双脉弦而迟者，必心下坚。脉大而紧者，阳中有阴也，可下之。

病腹中满痛为实，当下之。

腹满不减，减不足言，当下之。

病腹满，发热数十日，脉浮而数，饮食如故，厚朴三物汤主之。

腹满痛，厚朴七物汤主之。

寸口脉迟而缓，迟则为寒，缓即为气，气寒相搏，转绞而痛。

寸口脉迟而涩，迟为寒，涩为无血。

【白话译文】

如果趺阳部出现微弦的脉象，应当兼有腹部胀满，如果腹部不胀满，必定会出现大便困难，两侧腋下至腰部疼痛。这是由于下焦阳虚，寒气从下上逆的缘故，应当用温药治疗。

/读书笔记

如果有腹部胀满的症状，按之不痛的为虚证；按之疼痛的为实证，治疗实证应当用泻下法。如果腹满而舌苔黄，没有用泻下法的，用泻下药后则黄苔可以消退。如果腹部胀满有时减轻，之后又依然如故，这属于寒证，应当用温药治疗。

跌阳脉紧而浮，紧主痛，浮主虚，虚则肠鸣，紧则腹部坚满。

两手脉象弦而迟，一定会出现心下坚硬。如果脉象大而紧，这是阳中有阴的缘故，可用下法治疗。

病人腹部胀满，兼有疼痛，属于实证，应当用攻下法治疗。

腹部胀满，未见好转趋势，或者即使有减轻，感觉也不明显，还应当用攻下法治疗。

病人腹部胀满，发热数十日，脉象浮数，饮食如常，用厚朴三物汤主治。

腹部胀满且疼痛，用厚朴七物汤主治。

寸口脉迟而缓，迟主寒，缓主气，气与寒相抟结，腹中绞转样的疼痛。

寸口脉迟而涩，迟主寒，涩主血不足。

读书笔记

夫中寒家喜欠，其人清涕出，发热色和者，善嚏。

中寒，其人下利，以里虚也，欲嚏不能，此人肚中寒（一作痛）。

夫瘦人绕脐痛，必有风冷，谷气不行，而反下之，其气必冲。不冲者，心下则痞。

寸口脉弦者，则胁下拘急而痛，其人啬啬恶寒也。

啬啬：形容畏缩畏寒的状态。

寸口脉浮而滑，头中痛。趺阳脉缓而迟，缓则为寒，迟则为虚，虚寒相搏，则欲食温。假令食冷，则咽痛。

寸口脉微，尺中紧而涩，紧则为寒，微则为虚，涩则血不足，故知发汗而复下之也。紧在中央，知寒尚在，此本寒气，何为发汗复下之耶？

夫脉浮而紧乃弦，状如弓弦，按之不移。脉数弦者，当下其寒。胁下偏痛，其脉紧弦，此寒也。以温药下之，宜大黄附子汤。

【白话译文】

遭受寒邪侵袭的人，爱打呵欠，容易流清涕。如果病人出现发热的症状，但面色正常，则爱打喷嚏。

如果寒邪直中于里，则容易引起腹泻，这是由脾胃虚寒所致；如果想打喷嚏又打不出，这是由于腹中受寒的缘故。

如果身体瘦弱的人，肚脐周围出现疼痛，必然是受了风寒，导致大便不通，如果误用泻下法通大便，则会损伤下焦元气，导致下焦阴寒之气逆上。如果气不逆上的，心窝处必定会出现痞证。

如果寸口部出现弦脉，通常会出现两胁肋拘急而疼痛，兼有畏寒怕冷的症状。

寸口脉浮而滑，主头部疼痛。趺阳脉缓而迟，缓主寒，迟主虚，虚寒相搏于内，病人爱吃热的食物，如果吃冷食会引起咽痛。

寸口脉微，尺部脉紧而涩。紧主寒，微主虚，涩主血不足。应该知道，这是发汗后，再行攻下的缘故。因为紧脉在中央，故知寒气未解，此病本来是寒气所致，怎能用发汗而又攻下呢？

病人脉浮而紧，乃似弦状，这种弦状像弓弦那样硬直，重压也不会移动。如脉数弦，当用温下法以祛其寒。胁下偏痛，脉紧弦，这是寒实证，当用温下药治疗，宜用大黄附子汤。

寸口脉弦而紧，弦则卫气不行，卫气不行则恶寒；紧则不欲食。弦紧相搏，此为寒疝。

趺阳脉浮而迟，浮则为风虚，迟则为寒疝，

寒疝绕脐痛。若发则白汗出，手足厥寒，其脉沉弦者，大乌头汤主之。

【白话译文】

寸口脉出现弦紧的脉象，弦脉表示为阳虚，卫气不行，所以怕冷；紧脉表示为寒邪壅滞于胃，因此不想吃东西，寒邪与正气相搏，形成寒疝。

跌阳脉浮而迟，浮主风虚，迟主寒疝，寒疝发作时，出现脐周疼痛，发作时则出冷汗，手足厥冷，脉象沉紧，应当服用乌头汤治疗。

问曰：人病有宿食，何以别之？师曰：寸口脉浮大，按之反涩，尺中亦微而涩，故知有宿食。

寸口脉紧如转索，左右无常者，有宿食。

寸口脉紧，即头痛风寒，或腹中有宿食不化。

脉滑而数者，实也。有宿食，当下之。

下利，不欲食者，有宿食，当下之。

大下后六七日不大便，烦不解，腹满痛，此有燥屎也。所以然者，本有宿食故也。

宿食在上管，当吐之。

转索：形容脉象如转动的绳索，时紧时松，疏密不匀。

【白话译文】

问：病人胃肠食物积滞，从脉象上如何分辨？师答：病人寸口脉浮取大而有力，重按反见涩象，尺部脉象也是微而涩，由此可知病人宿食不化。

如果寸口脉象紧绷如同转索那样变化无常，表示有宿食。

如果寸口出现紧脉，头痛，好像外感风寒一样，提示腹中有宿食停滞不化。

病人脉数而滑，是实证的脉象，由于为宿食内停所致，用下法可以治愈。

病人泻痢，又不思饮食，是食浊停滞胃肠的宿食病，应当用下法。

大攻下后六七日，大便不通，心烦不解，腹部胀满疼痛，这是有燥屎在肠里。导致此病的原因是尚有宿食在里的缘故。

如果宿食停滞在脘腹部，应当用催吐法。

八、平惊悸衄吐下血胸满瘀血脉证

❧ **寸口脉动而弱，动则为惊，弱则为悸。**

趺阳脉微而浮，浮则胃气虚，微则不能食，

此恐惧之脉，忧迫所作也。惊生病者，其脉止而复来，其人目睛不转，不能呼气。

寸口脉紧，趺阳脉浮，胃气则虚。

寸口脉紧，寒之实也。寒在上焦，胸中必满而噫。胃气虚者，趺阳脉浮，少阳脉紧，心下必悸。何以言之？寒水相搏，二气相争，是以悸。

【白话译文】

如果寸口部出现动而弱的脉象，脉动表示为惊证，脉弱表示为悸证。

趺阳脉微而浮，浮主胃气虚，微主无法进食，这是危险的脉象，是由情怀忧虑所致。如果因惊恐而致病，会出现止而复来的脉象，以及病人目不转睛、呼气困难的症状。

寸口脉紧，趺阳脉虚，是胃气虚弱的表现。

寸口部脉紧，是寒实的脉象。如果寒在上焦，病人胸部一定感到胀满而噫气。胃气虚，右关脉象浮，左关脉紧，必会出现心悸。为什么会出现心悸呢？因为寒水相搏，水气和寒气相争，所以出现心悸。

读书笔记

🌀 脉得诸涩濡弱，为亡血。

寸口脉弦而大，弦则为减，大则为芤。减则为寒，芤则为虚。寒虚相搏，此名为革。妇人则半产漏下，男子则亡血。

亡血家，不可攻其表，汗出则寒栗而振。

问曰：病衄连日不止，其脉何类？师曰：脉来轻轻在肌肉，尺中自溢（一云尺脉浮），目睛晕黄，衄必未止；晕黄去，目睛慧了，知衄今止。

目睛慧了：谓眼睛清明，视物亦清晰。

师曰：从春至夏发衄者，太阳；从秋至冬发衄者，阳明。

寸口脉微弱，尺脉涩。弱则发热，涩为无血，其人必厥，微呕。夫厥，当眩不眩，而反头痛，痛为实，下虚上实必衄也。

太阳脉大而浮，必衄、吐血。

病人面无血色，无寒热，脉沉弦者，衄也。

衄家，不可发其汗，汗出必额上促急而紧，直视而不能眴，不得眠。

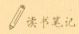读书笔记

【白话译文】

失血的病人，多见涩而濡弱的寸口脉。

如果寸口部出现弦而大的脉象，脉弦表示阳气衰减，脉大中空如葱管。阳气衰减的表示为有寒，大而中空的表示为血虚，寒与虚相合，称为革。妇人则患小产和漏下，男子则患出血。

患失血病，不可妄用发汗法，否则，不仅阴血受伤，还会损伤阳气，导致出现怕冷、寒战的症状。

问：鼻子出血连日不止，这种病的脉象应属哪一类呢？师答：脉浮取、中取均无力，接到尺部见上溢的浮象，眼睛昏花，视物不清，就会不停地流鼻血。如果眼睛昏花已去，视物清晰，则表示鼻出血已经停止。

师说：从春季至夏季出现鼻出血，属于太阳表证；从秋季至冬季出现鼻出血，属于阳明里热证。

寸脉微弱，尺脉涩弱，弱脉则发热，涩脉主血虚，这样的病人一定会有厥逆、微呕的症状出现。应当兼见目眩而未出现目眩，反见头痛，痛证属实，这属下虚上实，必然会导致鼻出血症状出现。

太阳脉大而浮，必然会导致鼻出血、吐血的症状出现。

病人面色苍白，没有恶寒发热，脉象沉而弦，会出现鼻出血。

经常流鼻血者，不可妄用发汗法治疗，否则，必然会引起额旁动脉紧张拘急，两眼直视，不能自由转动，不能入睡。

读书笔记

🌀 脉浮弱，手按之绝者，下血。烦咳者，必吐血。

寸口脉微而弱，气血俱虚，男子则吐血，女子则下血。呕吐、汗出者，为可治。

趺阳脉微而弱，春以胃气为本，吐利者为可，不者，此为有水气，其腹必满，小便则难。

病人身热，脉小绝者，吐血；若下血，妇人亡经，此为寒；脉迟者，胸上有寒，噫气喜唾。

脉有阴阳、趺阳、少阴脉皆微，其人不吐下，必亡血。

脉沉为在里，荣卫内结，胸满，必吐血。

男子盛大，其脉阴阳微，趺阳亦微，独少阴浮大，必便血而失精。设言淋者，当小便不利。

趺阳脉弦，必肠痔下血。

【白话译文】

如果脉象浮而弱，重按则无脉的，表示下部出血；如果病人烦躁、咳嗽，必定会吐血。

如果寸口部脉象微而弱，是气血俱虚，男子可发生吐血，女子可发生下部出血。出现呕吐、汗出，病尚属可以治疗。

跌阳脉微而弱，春天以胃气为本。虽病吐利尚易治。否则，由于有水气停留的缘故，病人腹部必然胀满，小便困难。

病人发热，如果脉微小欲绝，则会兼见吐血或下部出血、妇人停经等，这都是寒凝的缘故。如果脉迟，病人噫气，喜欢吐痰涎，这是因为胸上有寒饮的缘故。

寸口、右关、尺中三部脉皆微，如病人没有呕吐，下利，就是由失血所致。

脉沉是病在里，荣卫内结，如果出现胸满，就会吐血。

男人身体高大，寸口与右关脉皆微，只有尺脉浮大，一定会出现便血、失精等症状。假设病人小便淋急，会出现小便不利。

跌阳脉出现弦的脉象，就会出现痔疮，便时出血。

❧ **病人胸满，唇痿，舌青，口燥，其人但欲漱水，不欲咽，无寒热，脉微大来迟，腹不满，其人言我满，为有瘀血。当汗出不出，内结亦为瘀血。病者如热状，烦满，口干燥而渴，其脉反无热，此为阴伏，是瘀血也，当下之。**

言我满：自觉腹满。

阴伏：邪伏阴分。

下血，先见血，后见便，此近血也；先见便，后见血，此远血也。

【白话译文】

病人出现胸部胀满，口唇干枯而不润泽，舌质青紫，口中干燥，只想漱水而不想吞咽，没有恶寒发热，脉象浮大而迟，从身体外形来看，腹部并不大，但病人自觉腹部胀满的，这是体内有瘀血的缘故。病当出汗而不出汗，郁结于内，也会形成瘀血。病人自觉有热，心烦胸满，口咽干燥而渴，脉象并没有热象，这是邪热伏于血分，属于瘀血停滞，应当用攻下法祛逐瘀血。

下部出血，先见血，而后见大便，这是近血；先见大便，而后见血，这是远血。

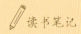
读书笔记